Selim Özdogan

Kopfstand im Karma-Taxi

Selim Özdogan

KOPFSTAND IM KARMA-TAXI

Bekenntnisse eines Pranajunkies

Edition Spuren

Erstausgabe

Bahnhofplatz 14, CH-8400 Winterthur
www.spuren.ch

Lektorat: Martin Frischknecht
Umschlaggestaltung: Marco Perini
Printed in Germany by cpi, Ulm

ISBN 978-3-905752-26-7

All I want is freedom
Freedom from hurt
Freedom from pain
Freedom from desire
Freedom from freedom

Rodney Orpheus

Es ist ein interessantes Thema, dieses Hatha-Yoga-Zeug. Du hast völlig Recht, wenn du meinst, dass Asanas – korrekt ausgeführt – dem Körper Gesundheit, Stärke und Langlebigkeit geben können, und das ist doch sehr gut, oder? Aber nimm mal an, die gesamte chinesische Armee würde diese Asanas praktizieren. Würde sie dann zögern, unsere Grenze zu überqueren und die Bevölkerung abzuschlachten? Es würde aus diesen Kriegern nur noch effektivere Killer machen und der Aufwand zu ihrem Unterhalt wäre geringer.

Rampuri

Inhaltsverzeichnis

WEDER – NOCH

JEMAND

Wie kommt man hier lebend raus?

Freiheit.
Wünsche tauchen auf und vergehen wieder. Manche begleiten einen so lange, dass man glaubt, sie gehören zu einem wie die eigenen Hände und Füße.

Ich mag sieben Jahre alt gewesen sein, als ich einen Film über das Leben und Sterben Jesu sah, spätabends, möglicherweise an einem Ostertag.

Ich erinnere mich noch, wie ich hinterher aufgewühlt im Bett lag und nicht einschlafen konnte. Die Geschichte war mir, wenn überhaupt, nur in groben Zügen bekannt gewesen. Ich bin in einer moslemischen Familie aufgewachsen, ich erfuhr nicht viel über diesen Propheten der Christen, und auch viele Geschichten aus dem Alten Testament waren mir unbekannt. Bei einer früheren Gelegenheit hatte ich auf dem Bildschirm mit steigender Spannung verfolgt, wie Moses sein Volk bis ans Meer führte. Ich hatte geglaubt, dass es nun, von einer Fluchtmöglichkeit abgeschnitten, den Verfolgern ausgeliefert sei. Die Teilung des Meeres war eine große Überraschung und Erleichterung für mich gewesen.

Doch Jesus verstörte mich. Wieso ertrug er am Ende sein Schicksal ohne aufzubegehren? Wieso leistete er keinen Widerstand gegen die Ungerechtigkeit? Wieso flüchtete er nicht, wieso wehrte er sich nicht mit Worten oder mit Wundern, zu denen er ja fähig war? Wie konnte er einen solchen Gleichmut bewahren? Wie konnte ein Mensch so völlig anders sein als alle anderen? Mit welcher Kraft war er verbunden?

Gott war für mich nur ein Wort oder vielleicht ein allwissendes Auge im Himmel, aber niemand, der Jesus zu Hilfe kam und Kraft spendete. Welche Möglichkeit hatte dieser Mensch verwirklicht, um inmitten der Beleidigungen, Schmähungen und Verletzungen der Römer seine Würde zu bewahren, seine Ruhe, seinen Gleichmut und noch irgendetwas, das kaum benennbar ist? Was hatte er, das ihn größer machte als Prinz Eisenherz, Sandokan oder das Phantom?

Meine Eltern konnten es mir nach einer unruhigen Nacht mit angstvollen Träumen nicht erklären. Mein Vater meinte, es sei ein Zeichen von Reife, und meine Mutter erzählte Geschichten von Mohammed.

Vielleicht habe ich nach jenem Film das erste Mal eine Ahnung von etwas bekommen, wohin mich später die Sehnsucht zog. Wünsche tauchen auf, und man versucht einige in seinem Leben zu verankern, als könnten sie Halt bieten.

Es musste noch etwas geben, etwas, das außerhalb meiner momentanen Reichweite lag. Je älter ich wurde, desto klarer schien mir das.

Mit 14 las ich *Schöne Verlierer* von Leonard Cohen, der Titel hatte mich angezogen, und das Buch verstörte mich nachhaltiger als jede Bibelverfilmung. Die formalen Spielereien, die reiche, ausschweifende und hemmungslose Welt des Sex, die dargestellt wurde, und eine Qualität der Hauptfigur, die ich nur ahnen konnte, brachten mich aus der Fassung. Genau wie vieles andere in dem Roman, das geeignet war, einen Jungen meines Alters zu verwirren. Auf einmal schien es Welten zu geben, die weit abenteuerlicher waren als jene, die Perry Rhodan bereiste.

Äußerlich total verwahrlost, aber mit der inneren Überlegenheit eines Mystikers verlässt er am Ende sein Baumhaus in den Wäldern und kehrt in die Zivilisation zurück, heißt es über den Protagonisten des Romans in einer Rezension. *Innere Überlegenheit eines Mystikers*. Es gab da etwas, das einem Menschen die Kraft verlieh, über den Dingen zu stehen, sich frei zu fühlen von der Meinung der anderen, frei von Angst, Zweifel, Schüchternheit und Scham. Es schien einen festen Grund zu geben, auf dem man sicher stehen und die Wirrnisse des Lebens gütig belächeln konnte.

Dort würde ich mich nicht mehr unsicher fühlen in Gegenwart von Mädchen, ich würde nicht mehr bei jeder Gelegenheit rot werden, und wenn die Leute über meine Sommersprossen und roten Haare, über die Segelohren und die schiefe Nase lachten, würde mich das nicht schmerzen. Ich würde bei der Erinnerung an eine Kränkung nicht mehr zum Spiegel laufen, mich selbst davon überzeugen, dass diese Menschen Recht hatten, dass ich lächerlich aussah. Ich würde nicht mehr zwanghaft in meinen Wunden bohren. Mein Heil würde nicht mehr davon abhängig sein, ob es mir tatsächlich gelingen sollte Schriftsteller zu werden.

Ich habe das meiste von dem, was ich gelesen habe, vergessen, und offen gestanden erschien es mir niemals wichtig für mich oder für die Welt, schreibt Leonard Cohen und ich würde entspannt seine Worte wiederholen können.

Vielleicht waren beide Wünsche ein Ausdruck desselben Größenwahns. Sowohl der Wunsch, Schriftsteller zu werden, als auch der Wunsch einen sicheren Grund zu finden, waren anmaßend. Dieser Glauben, ausgerechnet man selbst könnte anders sein als alle anderen, man hätte ihnen etwas voraus, man könnte sich einfach über die Probleme stellen und still vor sich hinleuchten, überzeugt vom eigenen Wert, an dem man im Moment noch zweifelte, sonst würde man nicht streben nach Sternen. Gleichzeitig ist diese Überzeugung weit verbreitet. *Jeder Mensch lebt im Glauben, er hätte mehr drauf als all die Deppen da draußen*, rappt Prezident.

Das Streben nach mehr ist universell, die meisten sind getrieben von einer Sehnsucht nach Ruhe, nach Frieden, nach Sicherheit, nach einem Zustand, der keine Wünsche offenlässt, nach Glück, nach Liebe, nach Unendlichkeit. Wir kommen aus der Unendlichkeit, deswegen sehnen wir uns nach ihr. Das Gefühl, dass es da noch mehr gibt, einen Gott, mit dem man sich vereinen könnte, ein Paradies, das zugänglich ist, einen Zustand völliger Harmonie, der erreichbar ist, dieses Gefühl ist fast allen Menschen gemein.

Wenn ich nur Erfolg bei Mädchen hätte, wenn ich mehr Muskeln hätte und nicht so abstehende Ohren, wenn ich besser Basketball spielen könnte und die anderen zum Lachen bringen, wenn ich nur wüsste, wie sich eine Brust anfühlt und wie eine Möse, anstatt immer nur darüber zu lesen. Wenn nur diese oder jene Veränderung eintreten würde, würde alles gut werden.

Die Wand, die mich vom Glück trennte, schien hauchdünn, aber sie änderte sich ständig, damit ich verwirrt blieb und den Glauben an eine Tür nicht verlor.

Die Sehnsucht nach einem Paradies in Reichweite kann viele Formen annehmen. Die Jagd nach Sex, nach Ruhm, nach Ansehen, Geld, nach einer gerechteren Welt, nach mehr Gleichheit, Liebe, Brüderlichkeit ist Ausdruck desselben Verlangens. Nur die Gewissheit, dass noch etwas fehlt, ändert sich nicht.

Ich habe – genauso wie es mit Sex war – über Drogen gelesen, lange bevor ich welche genommen habe. De Quincey, Benn, Baudelaire, Burroughs, Fallada, Kerouac, Leary und Huxley erzählten mir von einem Glück, das nicht weit entfernt war, das wirklich greifbar schien und sich nur in der Dauer vom Glück des Mystikers unterschied.

Einige dieser Schreiber schienen zu verstehen, warum ausgerechnet sie ausgerechnet hier waren, ausgerechnet jetzt, was das Leben sollte und wie Gut und Böse zusammenhingen, Freud und Leid. Unter Drogen erfuhren sie anscheinend Antworten und schienen das Universum zu verstehen.

Selbst Literatur, die der Abschreckung dienen sollte wie *Wir Kinder vom Bahnhof Zoo,* zog mich in den Bann der Drogen. Süchtig zu sein wie Christiane F. oder wie William S. Burroughs bedeutete auch Freiheit. Oder zumindest, nicht in vielen Gefängnissen gleichzeitig eingesperrt zu sein. Man musste sich keine Gedanken machen über sein Aussehen, seine Zukunft, seine Ängste, seinen Platz in der Gesellschaft, man musste nicht mehr bangen und hoffen, man brauchte weder Sex noch mehr als das Nötigste zu essen.

Wenn man vom Junk ins normale Leben zurückkehrt, sieht man alles mit anderen Augen – wie ein Mensch, der von einer langen Reise zurückkommt, heißt es in *Junkie.* Man konnte die Welt also hinter sich lassen, es gab einen Ausweg aus der Sinnlosigkeit, aus diesem Leben, das mir wie ein Irrsinn erschien, nur erfunden, um mich mit Zweifeln, Ängsten und Frustrationen zu füllen. Man konnte sich auf ein Dach retten, den Blick schweifen lassen und lächeln über die Probleme des Daseins, die einen nicht mehr anfochten. Man konnte sich von dem Leid, ein Mensch zu sein, befreien.

Denn es war mir, als stünde ich zum ersten Mal weit entfernt und abseits vom Aufruhr des Lebens, als wäre ich befreit von seinem Lärm, seinem Fieber und seinem Kampf, schreibt de Quincey.

Was versteht schon ein 14-Jähriger vom Aufruhr des Lebens, mag man fragen, was für Probleme hat er, die er fliehen möchte? Er hat doch noch gar nicht erfahren, was

Scheitern bedeutet, er hat keine lange Liste angehäuft von Niederlagen und Demütigungen, die Zukunft liegt offen vor ihm und seine pubertären Gefühlswallungen werden ihm schon in wenigen Jahren nur noch ein Achselzucken entlocken können.

Das mag stimmen, doch die Sehnsucht nach Sinn wiegt möglicherweise in jedem Alter jenseits der Kindheit gleich schwer und man sieht die Dinge klarer, wenn man noch nicht zu vielen irrigen Annahmen aufgesessen ist.

Drogen und Mystik versprachen mir einen Weg, einen Zustand von Erleuchtung, von grenzenlosem Verständnis. Die Entschlüsselung. Die Vorstellung, eine bewusstseinsverändernde Substanz zu konsumieren war nicht unbedingt verlockender als der Gedanke, allein im Wald zu leben. Ich wollte beides versuchen. So bald wie möglich. Zugegeben, die Drogen erschienen mir leichter greifbar, aber die Möglichkeit, in Einsamkeit und Meditation Fähigkeiten zu entwickeln, die man nicht mehr verlieren würde, zog mich deutlich stärker an.

Im Fernsehen sah ich einen indischen Mann, der sich in Trance ein großes Stück seiner Zunge abschnitt und das Stück Fleisch hinterher wieder anfügen konnte. Die Kamera und der Sprecher schlossen einen Trick aus. Es war menschenmöglich, warum sollte mir so ein Weg verschlossen sein? Wohin ich auch blickte, ich entdeckte Männer, die ein Rätsel gelöst hatten, deren Leben keine Kette aus Wünschen war, in denen man sich verfangen hatte. Männer – es waren fast alles Männer, die einen Weg gefunden zu haben schienen, um von innen zu leuchten, Männer, die das Licht erreichter oder erreichbarer Ziele nicht brauchten.

Dort wollte ich auch hin. Doch zunächst wollte ich Schriftsteller werden. Das war dringender als alles andere, es gab keinen anderen Beruf, der mir erstrebenswert erschien. Schreiben bot immerhin die Möglichkeit, Drogen zu nehmen, und viel Zeit für den langen Weg zur Erleuchtung.

Es mag Anmaßung gewesen sein, Arroganz, Unerfahrenheit, der Glaube an mich selbst oder jugendlicher Überschwang, es spielt keine Rolle, das Ziel war vorgegeben, und um Schriftsteller zu werden, blickte ich weder nach links noch nach rechts, ich suchte nicht nach Sicherheiten oder Alternativen. Es ging nur geradeaus, und ich blickte nicht nach unten. Ich konnte nicht fallen.

Versuche an Hochschulen

Weisheit konnte vielleicht helfen, um gegen Verzweiflung, Gier und Verblendung gewappnet zu sein. Die Fragen, was man hier sollte, was gut war, was wahr und was richtig, waren alt, und man konnte von denen lernen, die bereits versucht hatten, sie zu beantworten. Ich schrieb mich an der Universität ein, um Philosophie zu studieren. Zu sehen, dass ich mit meinen Fragen und Gefühlen nicht allein war, das hatte Literatur für mich geleistet, vielleicht konnte ich ebenso aus Büchern lernen, die menschliche Existenz zu verstehen.

Im Studium beschäftigte ich mich mit langwierigen Begriffsdefinitionen, spielte Gedankenexperimente durch, beschäftigte mich mit Fragen der Moral, mit Erkenntnistheorie, Metaphysik und Logik. Ich las Aristoteles, Kant, Hegel, Fichte, Hobbes, Rousseau, Platon, Jaspers, Nagel, Russell, Heidegger, Wittgenstein, von Aquin, Epiktet, Pascal. Bei dem einen oder anderen bildete die Sprache eine für mich kaum überwindbare Hürde. Wenn ich glaubte, einen Text verstanden zu haben, dann war es entweder so, dass ich dachte, man könne die Dinge viel einfacher ausdrücken, oder so, dass der Sachverhalt mir viel zu kompliziert und abgehoben schien, um eine Wahrheit wiederzugeben.

Einige Philosophen fand ich leicht zugänglich, aber auch die halfen mir nicht weiter. Nach einigen Semestern hatte ich mich durch unzählige Texte gekämpft, und der einzige Erfolg, den ich vorweisen konnte, waren einige Scheine.

Wenn ich morgens feststellte, dass mein Mitbewohner den letzten Kaffee weggetrunken hatte, regte ich mich maßlos auf, und der Tag war eigentlich schon gelaufen. Abends betrank ich mich häufig, bis ich alle Fragen vergaß, war aber dann immer noch so gehemmt, dass ich keine Frau ansprechen konnte.

Ich wusste immer noch nicht, welchen Sinn die Klausuren hatten, die einfach nur Gedächtnisleistung erforderten, und wieso es zwingend notwendig war, Hausarbeiten auf die gewünschte Seitenlänge aufzubauschen.

Ich wusste nicht, warum wir hier in Europa so unglaublich privilegiert leben konnten, ohne uns vom Elend der anderen stören zu lassen. Ich wusste nicht, warum ich in diesem Körper gefangen war, der mir nicht gehorchte, besonders dann, wenn ich mich beobachtet fühlte, wieso das Gesicht rot wurde und die Beine stolperten und so taten, als sei geradeaus gehen eine Kunst, die nur einige wenige Nüchterne beherrschten. Warum es so aussah, als seien die anderen in der Lage, das Leben zu genießen, und ich dazu verdammt war, danebenzustehen und zuzusehen, Zuflucht zu nehmen zu so unphilosophischen Weisheiten wie: Das Leben ist einfacher für die, die sich über jeden Scheißdreck freuen können.

Wieso hatte ich das Gefühl, nur zu existieren, aber diese Existenz nicht füllen zu können, nicht mal mit Zynismus?

Ich wusste nicht, warum Schnürsenkel immer im unpassendsten Moment rissen, warum Zehennägel einwuchsen und Weisheitszähne schmerzten. Warum ich immer nur Pein sah und die anderen offensichtlich Freude erlebten. Warum Sex mich nicht glücklich machte und wieso es keine Vorlesungen zu asiatischer Philosophie gab.

An der Universität lernte ich, mich in Gedankengebäuden zu bewegen, errichtet von Männern, die wussten, wie ihre Bauwerke beschaffen sein mussten, damit sie nicht einstürzten, die Mauern und Festungen errichtet hatten gegen anders lautende Ideen und Vorstellungen. Männer, die in ihren bewachten und abgesicherten Villen umherstolzierten, die es sich dort behaglich machten und mentaler Gymnastik fröhnten.

Was ich nicht fand, waren Gewissheiten, eine Unterstützung, um Gleichmut zu bewahren, oder kleine Hilfen, die in meinen Alltag passten. Philosophie fand in der Universität und in Büchern statt. Sie lehrte einen bestenfalls eine bestimmte Art zu denken, schulte möglicherweise die Intelligenz, aber ließ sich nicht ins Leben integrieren.

Eines Tages hatte ich die Schuhe bereits angezogen und war im Begriff aus dem Haus zu gehen, um eine Klausur zu schreiben, für die ich zwei Wochen lang gelernt hatte, und es tauchte die Frage auf: Warum?

Was ich suchte, konnte mir dieses Studium nicht bieten, einen Abschluss strebte ich ohnehin nicht an. Welchen Grund gab es, unter Beweis zu stellen, dass ich mir Wissen angeeignet hatte?

Ich zog die Schuhe wieder aus und legte mich auf das Sofa. Es wäre schön, wenn ich behaupten könnte, ich hätte das Aufgeben dieses Studiums als Befreiung erlebt, aber ich hatte mich nie gefangen gefühlt, zumindest nicht an der Universität.

Bei meiner Suche nach Antworten darauf, wie man in jedem Augenblick Gleichmut und Liebe und Zufriedenheit bewahren konnte, stieß ich immer wieder auf den Zen-Buddhismus. Dort wurde einem angeblich praktische Hilfe angeboten, es ging nicht darum Gedankengebäude zu errichten, sondern darum sie niederzureißen. Bis nichts mehr übrig blieb. Das führte, so wurde zumindest behauptet, zu Einsicht, zu Frieden, zur Versöhnung mit dem Kampf des Lebens.

Doch es sollte wirklich nichts übrig bleiben, nicht mal das eigene Ich. Das sei eine Illusion, hieß es. Das wollte mir nicht einleuchten. Ich denke, also bin ich, hieß es doch, da fing doch alles an. Jeder, der kurz innehielt und in sich hineinhorchte, wusste, dass es dort ein Ich gab, ein Ego. Das war doch nicht zu leugnen. Wer sollte das denn sonst sein, der seine Zeit in Bibliotheken verbrachte, der sein Studium abbrach, der von dem Wunsch beseelt war, zu schreiben und damit Geld zu verdienen, der nicht wusste, wie er seine Tage befriedigend füllen sollte, weil ihn nichts reizte? Wer sollte das sonst sein, der keinen Ehrgeiz aufbringen konnte für Bildung, Geld und gesellschaftlichen Status? Der so dringend nach Abenteuern suchte, aber es kaum schaffte vor die Tür zu gehen. Wer war das, der gerne gefährlich gelebt hätte, weil er glaubte, dass sich das so gehörte für einen angehenden Schreiber, der aber vor Fremden und der Fremde zurückschreckte? Wer war das, der das Gefühl hatte, nirgendwo dazuzugehören, wer war das, der sich in seinen Mitmenschen nicht wiederfand?

Das war ich, das war unbestreitbar.

Einsamkeit kann das Gefühl verstärken, ein Ego, ein Ich, zu haben, aber das wusste ich damals noch nicht.

Ich versuchte so dringend jemand zu werden, wie hätte mir die Idee helfen sollen, niemand zu sein?

Zen war kein gangbarer Weg für mich.

Damals fiel es mir oft schwer morgens einen Grund zu finden, um die Füße auf den Boden zu stellen. Es war egal, was ich machte, nichts schien der Mühe wert, und Glück war eine Sache, die manchmal betrunken auf der Tanzfläche eines Clubs stattfand, mich aber nicht davor bewahrte, später allein im Bett zu liegen und in Selbstmitleid zu versinken. Die Tage waren leer und hohl, Musik und Bücher betrachtete ich als meine Freunde, und wenn etwas im Briefkasten war, so war es die Absage eines Verlages.

Vielleicht erkannte ich die Notwendigkeit diese Leere zu füllen und sei es nur, um mich abzulenken, vielleicht war der Ankündigungstext in der Broschüre gut geschrieben, vielleicht versprach er eine Entwicklung der gesamten Persönlichkeit, wie ich es später oft gelesen habe, vielleicht glaubte ich, der Lehrer könne jemand sein, der mir eine Richtung wies, vielleicht erschien mir Yoga aussichtsreicher als Zen und das wahrscheinlich nur, weil ich weniger darüber wusste. So sehr ich auch im Dunkel meines Gedächtnisses stöbere, die Motive, die mich damals bewogen haben mögen, mich für einen Yogakurs an der Volkshochschule anzumelden, bleiben mir heute verborgen.

Es muss 1991 oder 1992 gewesen sein, Yoga war lange nicht so verbreitet wie heute, es gab kein einziges Yogastudio in der Stadt, und das Ganze war noch mit dem Geruch von Entspannungsübungen für Hausfrauen behaftet. Entsprechend war ich der einzige Mann im Kurs und der Einzige unter vierzig.

Ich entsinne mich noch, wie beweglich ich mir dort vorkam, weil ich in der Vorwärtsbeuge meine Zehen berühren konnte und im Pflug meine Füße bis auf den Boden bekam, auch wenn es dann überall zog. Kaum eine dieser Frauen mit Übergewicht und Bewegungsmangel konnte es mir nachtun. Wenn die Erinnerung nicht lügt, war ich auch noch der einzige Ausländer im Kurs. Doch das Gefühl, fehl am Platz zu sein, beschränkte sich ja nicht nur auf die Yogastunden an der VHS.

Die Lehrerin mochte gut zehn Jahre älter sein als ich, sie saß bequem im Lotus, doch ich erinnere mich an keine anderen Demonstrationen ihrer Flexibilität. Ihre Ausstrahlung beeindruckte mich wenig, und ihre zaghaften Versuche uns dazu zu bringen, ein Om zu singen, amüsierten mich, oder wie immer das heißt, wenn man aus Unsicherheit belustigt tut.

Ich ging einmal die Woche zu diesem Kurs, das Ziehen in der Rückseite meiner Oberschenkel bei den Vorwärtsbeugen wurde geringer, der Pflug war bald eine bequeme Stellung, und als es im nächsten Semester einen Folgekurs gab, meldete ich mich auch für den an, in der Hoffnung, es werde noch etwas anderes geschehen als einige Sonnengrüße, gefolgt von einigen Haltungen, bei denen man nicht stehen musste, und anschließendem Liegen.

Ich kaufte das Buch, das die Lehrerin uns empfahl und in dem es hieß, dass die ersten Yogis versuchten zwei fundamentale Fragen zu beantworten: Wie kann ich den Schmerz loswerden? Wie kann ich den Tod besiegen?

Weder das Buch noch der Kurs schienen mich einer Antwort näher zu bringen. Wir entspannten lange und ausgiebig, viele der Frauen schliefen dabei ein und freuten sich hinterher darüber, dass sie Stress abgebaut hatten und nun so losgelöst waren, dass sie fast aus dem Raum schwebten. Ich hatte keinen Stress, ich schlief nicht ein, aber ich wachte auch nicht auf in einer freudvolleren Welt. Nach einem Jahr wusste ich nicht, was ich dort eigentlich tat. So sehr ich die Lehrerin auch beobachtete, sie schien nichts zu wissen, was mir verborgen war, sie schien nicht im Besitz verborgener Kräfte oder in Kontakt mit einer unerschöpflichen Quelle der Energie, ihre Präsenz füllte nicht den Raum und möglicherweise fühlte sie sich unter Hausfrauen genauso unwohl wie ich.

Es mag noch einen weiteren Kurs gegeben haben, doch ich ging nicht mehr hin. Fast sieben Jahre sollte ich kein Yoga mehr machen.

Was man hier so unter Tantra versteht

Mein Leben lang war ich auf der Suche nach Menschen, die mich beeindrucken, beeindrucken wie Jesus damals, doch ich suchte nach lebendigen Gestalten, denen ich in die Augen blicken konnte und die mir sagten, dass es möglich war, auf sicherem Grund zu stehen.

Gleichzeitig suchte ich nach Möglichkeiten um meinen Genuss zu maximieren. Wie konnte ich mehr Freude empfinden, die Glücksmomente ausdehnen, die winzigen Krümel, die mir das Leben bisweilen bot, strecken, ohne sie zu verwässern? Wie konnte ich die Zufriedenheit verlängern, so dass ich nicht immer dem Vergnügen hinterherjagen musste?

Anfang der 90er Jahre fand ich mich in der Küche einer WG in Dresden-Radebeul wieder, bei Menschen, die ich auf einer Reise kennengelernt hatte. Heidi, eine der Bewohnerinnen der Gemeinschaft, führte ein Leben, das mir attraktiv erschien. Sie war älter als ich und meine Reisebekanntschaften, sie mag Anfang dreißig gewesen sein, eine quirlige Person, die das Leben in einer Wohngemeinschaft ebenso genoss wie die Aufbruchstimmung in der Stadt. Alles war neu und aufregend, die Welt schien offenzustehen, alles war möglich, man musste es nur versuchen. Nie wieder habe ich in Deutschland so etwas gesehen wie Dresden-Neustadt damals, nie wieder habe ich etwas als derart lebendige Kneipenkultur wahrgenommen. Doch möglicherweise war es damals schon nichts weiter als eine Ansammlung vergnügungssüchtiger Freiberufler, Arbeitsloser und Studenten.

Heidi hatte jahrelang in Paris gelebt und arbeitete nun als Französischlehrerin. Sie schien nie zu zweifeln oder vor Widrigkeiten zurückzuschrecken. Meine Kritiksucht verschwand in ihrer Gegenwart, sie wirkte wie ein Beweis dafür, dass man ja sagen konnte zu allem, was das Leben einem so auftischte, und dabei auch noch heiter bleiben.

Von ihr hörte ich zum ersten Mal etwas von Tantra. Sie erzählte von der Bekanntschaft mit einem Mann, der sich damit beschäftigt hatte. Sex habe ihr ja schon immer Freude bereitet, sagte sie, während er für einige ihrer Freundinnen die Quelle von Problemen und Frustrationen sei. Sie habe nie Schwierigkeiten gehabt und es immer genossen, aber was sie mit diesem Mann erlebt habe, sei einfach unglaublich. Er habe auf einige *joypoints* gedrückt und ihr sei ganz anders geworden. Joypoints, das Wort, die Stellen und die Effekte habe sie von ihm gelernt.

Seit diesem Mann wisse sie, dass Sex nicht das sei, wofür er gemeinhin gehalten werde. Orgasmen könnten viel länger dauern, als man glauben mochte, und sie seien für Männer nicht unweigerlich mit einer Ejakulation verbunden.

Und wenn man alle Orgasmen in einem Leben zusammenrechnet, ergibt das nicht einmal eine volle Stunde. Man stelle sich das einmal vor: vierzig Minuten Glück, und der Rest ist ein Haufen klumpiger Scheiße!

Diesen Satz in *Tränen sind immer das Ende* von Akif Pirinçci hatte ich mir angestrichen. Und jetzt kam eine Frau mit dunklen roten Locken, ohne Sommersprossen, die in einem durchscheinenden grünen Rock auf dem wackligen Küchenstuhl saß, und erzählte von Höhepunkten, die sich gerne mal auf eine Viertelstunde ausdehnen konnten. Wenn man also aus diesen vierzig Minuten, die Pirinçci errechnet hatte, vierzig Tage machen konnte oder gar vierzig Monate, dann wäre doch alles anders, oder? Es würde etwas ändern, wenn man joypoints drückte und sowohl das eigene Leben als auch das Leben der Frau in einen orgiastischen Taumel verwandelte.

Wahrscheinlich ist das eine männliche Allmachtsphantasie, immer und überall Frauen befriedigen zu können, die einem dann auf immer hörig sind, weil sie noch nie so guten Sex hatten.

Zurück zu Hause kaufte ich mir die zwei Bücher über Tantra, die Heidi mir empfohlen hatte. Das meiste, was ich dort las, schienen mir Allgemeinplätze zu sein.

Jeder Mann hat auch weibliche Anteile und jede Frau männliche und gerade Männer taten sich schwer ihre Gefühle auszudrücken, Schwäche zuzugeben und Schmerz zuzulassen.

Ich glaubte nicht, dass ich meine Gefühle unterdrückte, meine Schwächen waren allzu offensichtlich, und ich weinte oft, sowohl allein als auch in den Armen meiner Freundin.

Man sollte Ängste überwinden und Hemmungen abbauen, hieß es, sich Zeit lassen, den Körper des anderen zu erforschen, sich nicht auf die Geschlechtsteile fixieren, doch das hatte ich schon vor Jahren in der *Bravo* gelesen und später auf ganz andere Weise bei Leonard Cohen. Dafür brauchte ich mir keine Bücher zu kaufen, die mich wortreich weichspülen wollten und mir dauernd von Geheimnissen und okkultem Wissen redeten, ohne auf den Punkt zu kommen. Wie stellte man es an?

Man las gewissenhaft zweihundert Seiten und erfuhr von dem verborgenen Kanal im Körper, durch den man mit Hilfe von Visualisierungen und Atemtechniken die Energie durch sieben Knotenpunkte aus den Genitalien in den Kopf hochleiten sollte.

Man stellte sich einfach vor, wie man diese sexuelle Energie hochzog, und wenn man es lange und beharrlich genug tat, manifestierte sich die Vorstellung in der Realität. Das schien mir ein Hirngespinst. Man konnte sich viel einbilden, Träumen und Wunschvorstellungen nachhängen, ausdauernd und detailliert, aber das führte doch nirgendwohin.

Ich wollte etwas Handfestes, wie die Übungen zur Stärkung der Beckenbodenmuskulatur, die auch in den Büchern standen. Ich wollte mir beim Sex nicht ein weißes Licht vorstellen, das vom Ende meiner Wirbelsäule bis zu meinem Scheitel hochstieg und dort dann in orgiastischen Farben explodierte. Das lenkte mich nur ab und half den Akt um einige Minuten zu verlängern, brachte mich aber nicht in die ekstatischen Zustände, die mir versprochen wurden. Der Höhepunkt war wie immer, es gab keine Wellen von Orgasmen, auf denen ich in die Glückseligkeit surfen konnte.

Bei der Ejakulation verlor man Energie, lernte ich, und durch den Orgasmus vermehrte man Energie, deshalb war es für einen Mann unerlässlich seinen Samen für sich zu behalten. Dazu konnte man kurz vor dem Höhepunkt auf einen Punkt am Perineum drücken, die Beckenbodenmuskeln ganz anspannen oder komplett loslassen, man konnte Druck auf einen Punkt an der Unterseite des Schwanzes ausüben, die Atmung verändern. Möglichkeiten gab es viele, das Ziel blieb immer gleich: Es durfte nicht abgespritzt werden.

Ich versuchte es oft, allein auf meinem Bett. Die Visualisierungen, die Vorstellung von Licht, das durch verborgene Kanäle floss, Zentren überflutete und das Hirn von innen erleuchtete, ließ ich weg, sie kamen mir vor wie unnötiges, esoterisches Brimborium, mir fehlte einfach der Glaube daran.

Ich bemühte mich redlich und häufig, und das Ergebnis war, dass ich begann, die Ejakulation als Versagen zu empfinden. Sie trat ein. Immer. Nicht mal die vierzig Minuten Glück waren Glück, sondern ich verwandelte einen Teil davon sogleich in Frustration.

Ich glaubte nicht, dass ich leeren Versprechungen aufsaß, ich zweifelte nicht daran, dass es einen Orgasmus ohne Samenerguss gab. Vielleicht war die Aussicht auf den Gewinn zu verlockend. Ich war wie jemand, der feststellt, dass die Schatzkarte in der Hand nicht zum Ziel führt, der aber nicht glaubt, dass es keinen Schatz gibt, sondern dass die Karte schlecht ist.

Man hofft immer auf ein Glück in der Zukunft, man lebt in ständiger Erwartung.

Allein und schreiben

Schreiben wollen viele. Man ist versucht zu glauben, es erfordere keine besonderen Fertigkeiten. Will man Musik machen, so sollte man ein Instrument spielen können oder singen oder wenigstens den Umgang mit einer bestimmten Software beherrschen. Will man malen oder zeichnen, so leuchtet jedem ein, dass man gewisse Fähigkeiten mitbringen sollte, Tanzen, Schauspielern oder gar Regie führen sind mit Techniken verbunden, die man sich aneignen müsste, aber alphabetisiert sind hier fast alle, warum sollte man nicht schreiben können?

Es fehlt an Zeit, an Muße, man sucht noch nach der richtigen Form oder dem richtigen Schrifttyp im Textverarbeitungsprogramm. Später sollte ich lernen, dass man als Schriftsteller unweigerlich Menschen anzieht, die schreiben wollen, unter ihnen auch Taxifahrer und Friseurinnen, die Geschichten zuhauf haben, sensationelle, unerhörte, direkt aus dem Leben. Nur zum Schreiben kommen sie nicht, weil die Konzentration fehlt, der Alltag keinen Raum lässt, die Diskretion vieles verbietet, die Kritiker es ohnehin nicht begreifen würden. Die Gründe sind zahlreich und man kommt sich schon selber vor wie ein Klischee, wenn man sie sich notgedrungen mal wieder anhört.

Leonard Cohen erzählt, dass er Menschen, die von ihren künftigen Büchern sprachen, einen Aufenthalt in seinem Haus auf Hydra angeboten hat. Das Leben war billig dort, man war ungestört und konnte die Worte zu Papier bringen. Niemand machte Gebrauch von dieser Möglichkeit. Wenn es ernst wird, tut man so, als sei das nur ein Scherz gewesen mit dem Schreiben.

In einem Streit mit einer Partnerin, die, ebenso wie er selbst, schreibt, bekommt der Erzähler in *Das Liebesle-*

ben der Hyäne vorgeworfen: *Ich werde es zu was Großem bringen. Ich habe mehr Potential als du!* Und der Erzähler erwidert: *Potential bedeutet gar nichts. Es kommt darauf an, was man daraus macht. Fast jedes Baby in seiner Wiege hat mehr Potential als ich.*

Übermenschen reden nicht. Übermenschen handeln. Ich musste etwas tun. Es reichte nicht, haufenweise Gedichte zu schreiben und sich selbst zu bemitleiden, weil die Verlage sie ablehnten. Es wurden keine Gedichte gelesen, und wenn ich wirklich mit dem Schreiben Geld verdienen wollte, waren sie ohnehin nicht der richtige Weg.

Ich musste etwas tun. Es reichte nicht, eine Abscheu vor der Welt zu haben, die man vorfand. Es reichte nicht, sich für nichts begeistern zu können, was im Angebot war, und dann arrogant auf die Interessen der anderen herabzublicken. Ich interessierte mich nicht. Nicht für Autos, nicht für Fußball, nicht für Gesellschaftsspiele. Skat oder Doppelbock habe ich nie gelernt, Kickern oder Darts spielen kann ich ebenfalls nicht. Ich begriff nicht, wie man sich über das Fernsehprogramm des gestrigen Abends unterhalten konnte oder über das Wetter, wie man Bonsai züchten oder sein Geld hauptsächlich für Kleidung ausgeben konnte. Ich hatte zweimal die gleiche Jeans, und das schien mir nicht nur ausreichend, sondern auch richtig.

Die Dinge, für die sich die meisten begeistern konnten, kamen mir schwachsinnig vor, leer und hohl. Ich war auf der Suche nach einem attraktiveren Leben, als morgens zur Arbeit zu gehen, abends nach Hause zu kommen und vor dem Fernseher Bier zu trinken, zu schlafen und am nächsten Tag wieder das Gleiche zu tun. Tagaus, tagein, damit man nicht durchdrehte, gab es Wochenenden, an denen man mehr trinken und mehr fernsehen konnte.

Mir wollte es nicht einleuchten, dass es die Menschen normal fanden, ihre Arbeitskollegen länger zu sehen als ihren Partner. Dass Geld einen größeren Wert zu haben schien als Zeit.

Ich hatte noch nie dazugehört. Meine Mutter hatte einen langen Weg zur Arbeit gehabt und mich der Einfachheit halber in einem Kindergarten gleich bei ihrer Arbeitsstelle angemeldet. Die anderen Kinder freundeten sich miteinander an und konnten ihre Freundschaften vertiefen, indem sie sich außerhalb des Kindergartens trafen. Wir wohnten zu weit weg, ich konnte nicht mal zu den Geburtstagen fahren und kam mir ausgeschlossen vor.

In der Grundschule fand ich eher Kontakt, der über den Pausenhof hinausging, aber merkte auch deutlicher, dass wir anders waren. Wir waren Türken. Es roch anders bei uns zu Hause, und wir hatten andere Gewohnheiten. Doch gleichzeitig glaubte mir niemand, dass ich Türke war. Ein Türke mit roten Haaren und Sommersprossen, wo hatte man so etwas schon mal gesehen? Ein Elternteil ist doch deutsch? Oder etwa irisch?

Oder ich war gleich ganz deutsch, weil ich ohne Akzent sprach. Meine Eltern hatten mich nur Özgür genannt, weil sie den Namen so schön fanden, und wussten, dass alle Deutschen das falsch aussprechen und Ötzgühr sagen würden anstatt Ösgürr.

Die Kinder in der Türkei riefen mich nicht mit Namen, für sie war ich nur kırmızı, Rot.

Oh Mann, Rot, ich habe noch nie jemanden gesehen, der so schlecht auf Bäume klettern kann wie du.

Damit ich eine gute Bildung bekäme, schickten meine Eltern mich auf ein elitäres Gymnasium, auf dem fast alle meiner Mitschüler dem Bildungsbürgertum entstammten und schon früh mit Theater, Zirkus, Musik, Museum, Klavierunterricht, Reiten und Tennis in Berührung gekommen waren, während bei uns im Viertel Kaufhausdiebstahl noch ein anerkannter Zeitvertreib war.

Nach und nach begriff ich, in was für einer Welt sie lebten, aber sie hatten keine Ahnung, wo ich herkam.

Ich gehörte nicht dazu, und vielleicht kann man es so erklären, wie ich es gerade versucht habe.

Vielleicht auch nicht. Eine ältere Dame sollte mir später mal nach einer Lesung sagen: Sie sind Individualist, Sie würden ohnehin nicht dazugehören, egal wie die äußeren Umstände sind.

Ich gehörte nicht dazu, und jetzt, wo es darum ging einen Platz für mich zu suchen, fand ich keinen und hasste die anderen dafür, hasste sie für ihr verlogenes Leben ohne Anspruch an sich selbst, hasste ihren Sumpf aus Mittelmäßigkeit, in dem sie jeden Tag tiefer versanken, ihre hohlen Gespräche und sinnlosen Freizeitbeschäftigungen, ihr unaufrichtiges Lächeln und ihre Fähigkeit Freude zu empfinden über Nichtigkeiten. Ich hasste sie und meine Unfähigkeit eine Richtung zu finden, wenn schon keinen Platz.

Ich kam mir besser vor als sie. In jeglicher Hinsicht. Ich habe nicht angefangen zu schreiben, weil ich an mein Talent glaubte. Ich habe angefangen zu schreiben, weil die meisten Bücher mir mutlos, unaufrichtig und aufgeblasen erschienen.

Im Studio

Mit erstaunlicher Klarheit erinnere ich mich noch an zwei Momente, die den Stunden mit den Gewichten vorausgingen. Beim ersten stand ich nackt in der Badewanne und betrachtete mich im Spiegel, stocherte mal wieder in der Wunde, dass ich mich nicht attraktiv fand.

Dies ist ein alter Trick, der oft von Leuten angewandt wird, die sich, wenn ihnen alle Fluchtwege abgeschnitten sind, in den sicheren Hafen des Selbstmitleids zurückziehen, sich als tragische Opfer betrachten, heißt es bei Mishima.

17 mag ich gewesen sein, ich hatte noch nie ein Mädchen auch nur geküsst, was wohl eher an meiner Schüchternheit lag als an meinem Aussehen, doch das war mir damals nicht bewusst. Ich stand in der Wanne und wusste, an dem Gesicht mit Segelohren und der schiefen Nase würde ich nichts ändern können, aber den Körper konnte ich anziehender machen, zumindest für Frauen, die auf Muskeln standen. Es gab einen Fluchtweg.

Der andere Moment war etwa zwei Jahre später, ich saß mit einem Freund vor dem Fernseher. Wir sahen uns eine Sportveranstaltung an und ich sagte:

Ich werde auch mal so eine Figur haben.

Es hatte nichts mit Prahlerei zu tun, mit Überheblichkeit oder Selbstüberschätzung.

Es war genauso, wie mich gegen Ende der er Jahre eine Journalistin fragte, wieso ich mich nicht zur Popliteratur zählte, und meine Antwort war: Ich war vor denen hier und ich werde nach denen immer noch hier sein.

Es war eine Überzeugung.

Der Weg vom Expander und den selbstgekauften Hanteln, die viele meiner Freunde zu Hause hatten, bis zum Fitnessstudio war nicht sehr weit. Bald meldete ich mich an und begann zwei- bis dreimal die Woche zu trainieren. Ich war nie sportlich gewesen, und später sagte mir einmal ein Boxtrainer, mir fehle einfach die motorische Intelligenz. Doch die war nicht gefragt, wenn man nur Eisen stemmte.

An der Volkshochschule hatte ich beim Yoga gelernt, bei Belastung nie die Luft anzuhalten und alle Muskeln zu entspannen, die man nicht benötigte, vor allem die im Gesicht. Auch beim Hantelnstemmen hielt ich mich daran, ich ächzte und stöhnte nicht wie viele um mich herum und verzog keine Miene.

Mein Körper änderte sich rasant, in den ersten sechs Wochen machte mir mein Kreislauf ab und zu Probleme, sackte einfach weg, meine Haut wurde dünner, meine Muskeln dicker, und es entwickelte sich ein Hungergefühl, das ich bis dahin nicht gekannt hatte. Ich genoss den Muskelkater und freute mich, wenn ich bei einer Übung wieder mehr Gewicht auf die Hanteln packen konnte.

Hier war die Welt einfach und klar: Es gab das Eisen und es gab dich, und du machtest soundso viel Wiederholungen einer Übung, und das hatte einen Effekt. Hier gab es keine Lügen, keine Abkürzungen, keine Tricks, keine Vetternwirtschaft, keine Privilegien, man steckte Arbeit rein und bekam Muskeln heraus.

Was die Leute dort nicht daran hinderte, viele Worte zu machen, mit angeblichem Wissen zu prahlen und mir als sichtbarem Anfänger andere, bessere, effektivere, effizientere Trainingsmethoden aufzudrängen.

Wie immer, wenn mich etwas interessierte, hatte ich in Büchern nachgelesen, meine Sammlung über Tantra hatte ich mir zusammenkaufen müssen, aber über das Krafttraining gab es zahlreiche Bände in der Bibliothek. Doch Lektüre kann man einem nicht ansehen.

Genervt von den vielen gut gemeinten, sich aber widersprechenden Empfehlungen, sagte ich eines Tages zu einem Mann, der Trapezmuskeln wie Schiffstaue hatte:

- Schau mal, jeden Tag sagt mir jemand hier etwas Anderes, wem soll ich denn glauben?

- Ist doch ganz einfach, antwortete er. Schau dir die Leute an, die dir etwas vorschlagen. Du kannst ja sofort sehen, welchen Erfolg ihre Methoden haben.

Ich berauschte mich an dem Gefühl der eigenen Kraft. Als Kind war ich bei uns in der Siedlung einer der Schwachen gewesen, hatte oft aufs Maul bekommen, daher kam später das Interesse für das Boxen, daher kam der Wunsch, stärker zu sein, ich wollte mich wehren können, auch auf einer nicht verbalen Ebene.

Oft hatte ich mir vorgestellt, wie es wäre allein durch körperliche Präsenz zu beeindrucken, ich hatte mir ausgemalt, wie es wäre wie Henry Rollins auszusehen. Wenn man über und über tätowiert wäre und die Muskeln kaum in die Kleidung passten, wenn man einen Nacken hätte breiter als ein Oberschenkel und Venen, die zu platzen schienen, wer würde einen dann noch fragen, ob man vor die Tür wollte? Die Frage würde nicht mehr auf eine Schlägerei hinauslaufen, sondern auf einen Kuss.

Ich konnte mir selbst vertrauen, da war nun Kraft, *raw power*, wie Iggy Pop singt.

Zunächst war ich stolz auf meine Erfolge und zog gerne ärmellose T-Shirts an, doch schon nach etwa einem Jahr wurde es mir unangenehm. Man sah, dass meine Muskeln von Stunden im Studio stammten und nicht von einem anderen Sport, man sah meine Eitelkeit, man sah, dass ich etwas zu kompensieren hatte, dass diese Muskeln mich vor etwas schützten. Ich trainierte aber nicht etwa weniger, sondern ging dazu über, mich so zu kleiden, dass die Muskeln nicht ins Auge stachen. Zehn Kilo nahm ich im Laufe einiger Jahre zu, dann erst hatte ich das Gefühl, es wäre nun mehr als genug, und stellte mein Trainingsprogramm um.

Die Frauen, die ich in dieser Zeit kennenlernte, beteuerten alle, dass sie keinen Wert auf Muskelmasse legten, aber die meisten fanden es dennoch anziehend. Doch es ging nicht mehr darum, attraktiv für Frauen zu sein, das Ganze hatte sich verselbständigt, es ging um eine Tätigkeit, die meinen Kopf frei machte. Wenn man auf einer Bank lag und versuchte sein Körpergewicht hochzustemmen, blieb da kein Platz für Gedanken. Ich mochte es, mich zu schinden und zu schwitzen, an die Grenzen zu gehen und sie zu verschieben, ich mochte es, mein Blut pulsieren zu spüren, und genoss den Tonus meiner Muskeln.

Ich war besessen. Aus zwei, drei Tagen Training in der Woche wurden fünf, manchmal sechs. Ich war genervt von Frauen, die nicht verstehen wollten, dass ich nicht eben so mal ein Training ausfallen lassen konnte. Auch nicht um mich mit ihnen zu treffen. Wenn ich aus irgendeinem Grund nicht zum Training gehen konnte, hatte ich ein schlechtes Gewissen, fürchtete, dieser eine Tag würde mich um Wochen zurückwerfen.

Im Laufe der fast zwölf Jahre mit den Gewichten musste ich gezwungenerweise immer mal wieder das Studio wechseln, weil ich umzog, weil eins der Studios schloss, weil der Inhaber einen Imagewechsel herbeiführte. Bei jeder Suche nach neuen Trainingsmöglichkeiten fiel mir meine Überheblichkeit auf. Ich hatte eine Abneigung gegen zu viele Maschinen und zu wenig Freihanteln, gegen zu wenige Männer mit imposantem Kreuz und zu viele Waschlappen, die nur ein paar Stück Torte abtrainieren wollten. Ich machte einen großen Bogen um Studios, die eine Vielzahl an Kursen anboten, Gym Bo, Thairobic,

Problemzonengymnastik, Bauch-Beine-Po, Chi Ball und was es noch alles an modernen Bezeichnungen gab. Studios, in denen die zahlreichen Geräte auf dem neuesten Stand der Wissenschaft waren, alles hell und steril und freundlich sein musste, Studios, die nicht aussahen, als seien sie dafür gemacht, dass man darin auch schwitzte, sondern möglichst mühelos und effizient Ziele erreichte: einen flachen Bauch, Rückenschmerzen vorbeugen, Herz-Kreislauf-System aktivieren, wohlgeformte Beine oder das lange Sitzen auf der Arbeit ausgleichen. Studios, in denen man so viel Beitrag zahlen musste, dass man es schon als Zumutung empfand, dass man sich auch noch selber bewegen musste. Studios, deren Klientel nicht an irgendwelche Grenzen gehen wollte, keinen Ehrgeiz, keine Disziplin und keinen eisernen Willen zeigte.

Ich fühlte mich angezogen von Einrichtungen mit Freihanteln, wo die gesundheitlichen Vorteile kaum thematisiert wurden, sondern Muskeln ein Selbstzweck waren. Ich war süchtig, und wenn Dutzende Frauen mir beteuert hätten, ein paar Kilo weniger würden mir gut stehen, hätte ich beim Training am nächsten Morgen keinen Gedanken daran verschwendet.

Ich ging dort trainieren, wo Männer Geduld und Energie in die Formung ihres Körpers steckten, wo es um Kraft ging und nicht darum, Chips und Erdnüsse unsichtbar zu machen. Wann kommt der Bauch weg?, wurde mal einer meiner Trainingspartner gefragt und antwortete: Gar nicht. Ich bin Kraftathlet und keine Schönheitsschwuchtel.

Ich war am liebsten unter Männern, die meistens keinen rein deutschen Hintergrund hatten und ein klares Bild davon, was sie in dieser Welt darstellten. Muskelpakete, die nicht mal wussten, dass es Bücher gab, in denen versucht wurde die Rolle des neuen Mannes in dieser Gesellschaft zu definieren, Männer, die eine klare Richtung hatten: trainieren. Noch mehr trainieren.

Es machte mich stolz und selbstgefällig, ein Autor, der solche Muskeln hatte, ein Schreiber, der auf andere Dinge Wert legte als gemeinhin üblich im Literaturbetrieb, wo der Intellekt immer überbetont wurde, wo es keine Schande war, wenn man einen Wasserkasten nicht drei Stockwerke hochtragen konnte, weil der Rücken das nicht mitmachte, wo man geradezu stolz darauf war, dass man seinen Körper vernachlässigte, als sei das ein Zeichen besonderer Vergeistigung.

Ich unterschied mich von den anderen, aber so wie mich diese eingebildete Einzigartigkeit einsam machte, war sie ebenso ein Quell des Stolzes.

Mit so einem Training kommt unweigerlich eine Aggressivität. Die tat mir gut und half mir mich durchzubeißen. Wenn sonst nichts klappte, konnte ich mich auf die Hantelbank legen und Gewichte stemmen und mir dabei vorstellen, dass ich die aufgebaute Kraft in mein Leben steckte.

Mit so einem Training kommt unweigerlich ein Hunger, ein Hunger, der sehr schnell in schlechte Laune und extreme Reizbarkeit umschlagen kann, ein Hunger, der schlecht nachvollziehbar ist für Menschen, die ihre Energie nicht an Eisen verschwenden – doch den jeder kennen dürfte, der einmal ernsthaft Krafttraining betrieben hat. Ein Hunger, der dazu führt, dass man Freundin und Freunde anbrüllt, ein Hunger, dass man glaubt, Schreien und Schlagen würden dagegen helfen, ein Hunger, der mit dem eisernen Willen, den man im Studio bewiesen hat, nicht zu bändigen ist.

Leute, die mich kannten, gingen bald dazu über, meinem Hunger oberste Priorität einzuräumen, wenn wir gemeinsam unterwegs waren.

Dieser Muskelaufbau führte nicht nur dazu, dass man sich gut fühlte.

Yukio Mishima war dreißig Jahre alt, als er sich mit Bodybuilding von einem Schriftsteller mit dünnen Ärmchen in einen verwandelte, der regelmäßig mit nacktem Oberkörper für Fotos posierte. Hätte er geahnt, dass es grundsätzlich möglich ist, hätte er wohl früher angefangen.

Die Möglichkeit brachte mich auf den Weg. Wenn es menschenmöglich war, warum sollte ich es nicht können? Es war nur eine Frage von Zeit, Energie, Disziplin und Willen. Ich wollte alles, was das Leben bot, jede lockende Aussicht wollte ich verwirklichen, ich wollte alles erfahren, so intensiv wie nur möglich. Mir kam nicht in den Sinn, dass die Möglichkeiten das Problem waren und nicht die Lösung.

Welcher Gott beschützt mich auf welchem Weg?

Alles, was es zu leben gab, wollte ich leben, und möglicherweise hätte ich zufrieden sein können. Ich hatte schreiben wollen und gewollt, dass dieses Schreiben mich ernährt. Wenn Geld auch eine Sorge war, die mich nicht verließ, war ich nach einigen Jahren doch dort, wo ich hingewollt hatte.

Es erschienen Bücher und verkauften sich immer gerade so gut, dass es reichte, um weiterzumachen.

«Und du?», fragte Jonas. «Hast du dieses Buch jetzt endlich geschrieben, das du immer schreiben wolltest?»

«Hm.»

«Tja, und jetzt?»

«Ich will ein neues schreiben.»

«Wozu denn das?»

Mir ist keine Antwort eingefallen, und ich bin dann bald gegangen.

So schreibt es Jörg Fauser in *Rohstoff*.

Wozu weitermachen? Ich hatte mir mehr versprochen. Und das wollte ich auch. Mehr Leser, mehr Bedeutung im Literaturbetrieb, mehr Öffentlichkeit. Aber auch mehr Drogen, mehr Musik, mehr Frauen, mehr Nächte, in denen sich die Romantik verdichtete, bis man sie anfassen konnte, mehr Tage, an denen die Sonne durch die Rippen in mich hineinschien. Ich wollte mehr Wahrheit, wollte nicht mehr lügen, nicht in Situationen geraten, die mich beschämt zurückließen, wollte definiertere Schultern, mehr Freunde, am liebsten eine Gruppe, der ich mich zugehörig fühlen konnte. Ich wollte souveräner sein, gelassener, irgendwo in mir ruhend. Und ich brauchte mehr Geld, damit die Gedanken daran mich nicht von morgens bis abends und dann bis in meine Träume hinein begleiteten.

Dauernd tauchten neue Wünsche auf, wer weiß schon, woher sie kamen, sie zogen und zerrten mich mal in diese und mal in jene Richtung, ich hatte keinen Überblick darüber, was gut war, was wahr und was richtig.

Vor einigen Jahren hatte ich noch eine Welt vorgefunden, die ich hassen konnte, ich konnte die Erwachsenen dafür verantwortlich machen. Sie hatten alles verbockt. Sie hatten es nicht hinbekommen mit dem Zusammenleben, mit der Aufrichtigkeit, mit der Vermittlung von Werten, sie kamen nicht mal mit den Regeln des Anstandes zurecht. Und nun sah ich, dass ich mich gegen die Idee wehren konnte, wie ich wollte, doch es gab kein *die da draußen* und *wir hier*. Wir trugen alle auf unsere Weise dazu bei, das System am Leben zu erhalten. Es gab keinen Weg sich dagegen zu wehren. Es war nicht der Fehler der Erwachsenen gewesen, es gab für niemanden ein Entkommen.

Ich hatte es bis hierher mehr oder weniger alleine geschafft. Niemand hatte mich entdeckt, niemand mich gefördert, niemand mich dazu angehalten, Gewichte zu stemmen, mein Studium abzubrechen, eine Disziplin beim Schreiben einzuhalten, niemand hatte Jobs für mich gesucht, wenn das Geld nicht stimmte, niemand hatte mir ausgeholfen mit großen Summen, auch wenn Hunter S. Thompson behauptet, dass kein Schreiber ohne solche Menschen überleben kann. Ich hatte vor niemandem gedienert, doch mein Bedürfnis nach Führung war groß.

Ich hörte viel Reggae, und da war Neid in mir. *Jah guide me -The Almighty watch over me - Jahjah never fail I yet – Jah give me strength – I can feel his eye above me, I can see the road that he chose for me – Jah is gonna work it out – Jah knows best – Try Jah love.*

Die Menschen, die das sangen, schienen zu glauben, fest und sicher. Sie wussten Gott an ihrer Seite und mochten sie auch straucheln, sie kamen nicht vom rechten Pfad ab, sie wurden geleitet von einem Licht, das wohl nur die Gläubigen sehen konnten. Sie wussten, dass sie ihr Talent nur Gott verdankten, ohne den sie nicht hier wären. Sie ließen sich nicht blenden von Ruhm und Gier. Ihr Glaube schien sie zu stärken, er war ihnen ein fester Grund und ein starker Rücken.

Womöglich war es hilfreich, unterprivilegiert zu sein, von vielen Möglichkeiten abgeschnitten, ausgebeutet und nicht in der Lage, die Vorteile des Systems zu genießen. Womöglich fiel man dann so tief, dass man auf einmal mit beiden Beinen im Glauben wurzelte, weil es keine andere Möglichkeit mehr gab. Vielleicht saß ich auch nur Blendern auf.

Doch waren es alles nur Blender? Was war mit Johannes vom Kreuz, Teresa von Avila, Mevlana, Mutter Teresa, was war mit diesen Menschen, die die Stimme Gottes vernommen hatten? Ich glaubte nicht, dass sie alle logen, sondern dass mir etwas fehlte.

Ich las von den Untersuchungen des Hirnforschers Michael Persinger, der mit Hilfe elektromagnetischer Felder, die auf das Hirn einwirkten, bei Testpersonen religiöse Erfahrungen auslöste. Der Neuropsychologe V. S. Ramachandran sprach von einem Gottesmodul, einem Areal des Hirns, das bei religiösen Menschen besonders aktiv war.

Bei mir war dieser Bereich wohl verkümmert. Wie konnte ich ihn aktivieren, wie konnte ich eine Nähe zu Gott herstellen, ihn spüren, tief in meinem Inneren, ohne dass noch Skepsis blieb, ob ich mir die Präsenz nicht eingebildet hatte?

Doch selbst wenn ich irgendwie in der Lage dazu sein sollte, den richtigen Bereich der Schläfenlappen zu aktivieren, was würde das beweisen? Dass es einen Zusammenhang gab zwischen Hirnfunktion und religiösen Erlebnissen, aber nicht die Existenz eines Gottes.

Neben Leonard Cohen geriet ich mit einem anderen Schriftsteller in Kontakt, den ich als religiös empfand. Henry Miller schien ein Vertrauen entwickelt zu haben, in den Kosmos, die Menschen, den Fluss des Lebens, was auch immer es war, es gab ihm Sicherheit, und es gab ihm die Fähigkeit zu singen, denn als nichts Anderes erschienen mir seine Bücher, ein Gesang, der inspiriert war von einem Gott, den er fühlen konnte, als würde er seine Finger auf die Halsschlagader legen, einer Kraft, die pulsierte und ihn an den Urquell des Lebens anschloss, einer Macht, der man sich hingeben musste, weil alles andere Betrug gewesen wäre.

Wenn ich mich Gott nur nähern könnte, dann würde diese Orientierungslosigkeit aufhören, glaubte ich, dann würde Ruhe einkehren und die Jagd nach Erlebnissen, Erfahrungen und Abenteuern zu einem Ende kommen.

Dass es etwas außerhalb unserer Wahrnehmung gab, fern von unseren Wertvorstellungen und unserem Fassungsvermögen, daran zweifelte ich nicht. Aber wie kam man damit in Kontakt?

Ich suchte, ob in Liedtexten, in Büchern, in den Augen anderer Menschen, ich suchte nach einem Halt außerhalb meiner selbst. An mich glaubte ich oder vielleicht auch nur an das Schreiben. Zuerst kam das Schreiben, wenn es auch Zeiten gab, in denen ich es verfluchte oder es mich anekelte, Zeiten, in denen sogar die Worte jeglichen Trost und Sinn verloren. Dennoch war das Schreiben die einzige solide Basis. Bei keiner anderen Sache im Leben war ich mir so sicher.

Es konnte auch eine andere Frau an meiner Seite sein, es konnte eine größere Liebe irgendwo auf mich warten, es mochte noch Drogen geben, die mich mehr ansprachen als die, die ich probiert hatte. Es mochten Zeiten kommen, da ich keine psychoaktiven Substanzen mehr konsumierte, es mochte Hosen geben, die mir besser standen, oder Frisuren, es mochte sein, dass ich eines Tages keine Gewichte mehr stemmen würde, es mochte Möglichkeiten geben, weniger oft zu lügen, weniger häufig aggressiv und gereizt zu sein, weniger schnell beleidigt, seltener verletzend zu werden und seltener verletzt. Vieles mochte sich ändern, doch das Schreiben würde mir bleiben.

Bevor ich welche kennengelernt hatte, hatte ich mir Schriftsteller als Menschen vorgestellt, die unabhängig waren, die sich freigemacht hatten von Zwängen und unbeirrt einer inneren Stimme folgten, die ihnen zu ein wenig Weisheit verholfen hatte. Ich hatte geglaubt, Schriftsteller sein hieße, sich einen Platz zu erkämpfen und mit Gelassenheit die Einsamkeit zu ertragen, die folgt, wenn man darauf besteht seine eigenen Regeln aufzustellen.

Was ich dann sah, waren Menschen, deren Selbstwertgefühl von Verkaufszahlen abhing und die sich nicht nur auf Preise und Stipendien bewarben, als sei Schreiben eine Olympiade, sondern die auch noch in kleinliche Grübeleien verfielen, wenn diese ihnen nicht zugesprochen wurden. Menschen, die sich vom Urteil einer Jury beeindrucken ließen, deren einziges Verdienst es war, den eigenen Geschmack als Qualität definiert zu haben. Ein Verdienst, das ohne Macht nicht möglich war, also strebten auch viele meiner Kollegen nach Macht. Doch was will man schon mit Macht, wenn man nicht vorhat, sie zu missbrauchen? Und verzettelt man sich nicht automatisch, wenn man beim Schreiben nach anderen Dingen schielt?

Doch hatte ich nicht auch geschielt? Nach Unabhängigkeit, nach Frauen, die meinen Worten erlagen, nach Abenteuern zwischen den Laken und über den Wolken, nach Schönheit und Aufregung?

Und war ich nicht davon ausgegangen, dass mein Vater recht hatte, wenn er nicht müde wurde zu wiederholen, dass Lesen bildete? Bis ich 25 wurde, hatte ich nicht häufig Kontakt mit Menschen, die viel lasen, und glaubte ihm. Dann fand ich mich in einem Umfeld wieder, in dem Eifersüchteleien herrschten. Prahlerei, Überheblichkeit, Heimtücke, Anmaßung, mutwillig verletzende Äußerungen, Hinterhältigkeit, Geldgier und Vetternwirtschaft waren im Literaturbetrieb nicht weniger verbreitet als anderswo.

Was genau bildete das Lesen dann? Einen präziseren Blick für den eigenen Vorteil? Möglicherweise war es besser, diese Welt nie zu betreten. Mein Vater hatte noch Illusionen über den Kosmos der Literatur. Und war ich etwa tatsächlich in irgendeiner Hinsicht besser als die anderen Hauptberufler im weiten Feld der Schriftstellerei?

Ich glaubte an das Schreiben, doch das schien nicht genug, ich war voller Unzulänglichkeiten, Verlangen und Angst. Ich war nicht halb so toll, wie ich mich vor ein paar Jahren noch gefunden hatte.

Desillusionierung bedeutet immer auch, sich die Realität anderer Menschen aufzwingen zu lassen, dabei wollte ich doch meine eigene kreieren, nur war da kein Fundament, auf dem ich bauen konnte.

Mir selber war ja nicht zu trauen. Wünsche zogen an mir, doch wohin ich auch blickte, alles sah nach Sackgasse aus und nirgends schien ein Licht zu leuchten. Jeder, der behauptete, er wisse, wo es langgeht, entpuppte sich als Blender.

Ist der Schüler bereit, so erscheint der Lehrer, heißt es in spirituellen Texten. Ich glaubte nicht, dass ich noch nicht bereit war. Ich wartete, ich wartete so verzweifelt auf ein Zeichen, und da es nicht kam, zwang ich mich dazu mich hinzusetzen. Zwanzig Minuten, jeden Tag. Sitzen bewirkt Einsicht, hieß es. Die Mystiker hatten Gott in der Stille oder im Gebet gefunden. Man musste am richtigen Ort suchen.

Hinsetzen und Klappe halten

So hatte ich mir mich nicht vorgestellt. Ich hatte nicht gedacht, dass ich jemand sein könnte, der seiner Partnerin in die Augen schaut und ohne eine Regung lügt. Ich hatte nicht gedacht, dass ich mich mit Menschen, die ich Freunde nannte, derart langweilen konnte, dass Trinken die einzige Lösung war, um dem Abend noch etwas abzugewinnen. Ich hatte nicht gedacht, dass ich die offensichtliche Verliebtheit einer Frau monatelang ausnutzen konnte, um einen warmen Platz für meinen Schwanz zu haben. Ich hatte nicht gedacht, dass ich bei einer anderen wiederholte Male keine Erektion bekommen würde, was ich niemandem zu erzählen wagte und was mich für die nächsten Jahre beim Sex hemmen würde. Ich hatte nicht gedacht, dass ich Texte produzieren würde, deren einziger Sinn darin bestand, mir zu Geld zu verhelfen. Ich hatte nicht gedacht, dass ich hinter dem Rücken eines Bekannten schlecht über ihn reden würde, was nicht weiter schlimm war, auch wenn wir uns kurze Zeit als Freunde betrachtet hatten. Schlimm war, dass ich es leugnete, als ich zur Rede gestellt wurde. Ich hatte nicht gedacht, dass ich jemandem aufs Maul hauen würde, weil ich wusste, dass ich stärker war und keine Angst zu haben brauchte, dass er sich ernsthaft wehrte.

Ich hatte nicht gedacht, dass ich fähig war, Dinge zu tun, die ich am liebsten vor mir selber versteckt hätte, die sich aber schamrot leuchtend in mein Gedächtnis einbrannten.

Einmal kam dieser Freak, man sah, er war hängen geblieben, er war geistig behindert, er war zurückgeblieben im Kopf, wollte sein wie die Jungs, die am Busbahnhof immer chillen, und er wollte sie imitieren und so trafen wir ihn am ZOB, wir verarschten ihn, sagten ihm dum-

me Sachen, er glaubte sie, wie: der Freak, der dahinten steht, ist der Bruder von Gott, und dann später erzählt er, er hat eigene Wohnung, und von der Betreuung wäre heute keiner mehr da und wir so: Top. Also mit zu ihm, er zeigt uns seine Sachen, CDs, PC, Audiosystem und die Subwooferbox, und ich schwöre es, ich schäm mich mein restliches Leben deswegen, denn als wir gingen, hatten wir dem alles gezockt, und es bleibt. Für immer, rappte Tua einige Jahre später, und ich erkannte mich darin wieder, *ich schwöre es, ich schäm mich mein restliches Leben deswegen*, zu der Erinnerung brannten sich auch noch diese Zeilen ein.

Mir war klar, dass die Verantwortung für alle Verfehlungen bei mir lag. Du kennst dich selbst noch nicht und damit du dich besser kennenlernen kannst, triffst du auf dem Weg andere.

Es musste sich etwas ändern. Ich musste einen Glauben finden und ein besserer Mensch werden. Ich musste arbeiten an mir, und Arbeit schreckte mich nicht. *Don't cry – work*, hatte ich bei Rainald Goetz gelernt. Und bei Henry Rollins. Leiden heißt immer, der Welt die Schuld zu geben. Ich musste dieses Leben in die Hände nehmen und in den Griff kriegen.

Meditation. So wie man seinen Körper formte, konnte man auch seinen Geist formen. Es war auch nur eine Frage von Willen, Ausdauer und Kontinuität. So weit ich gelesen hatte, hieß Meditation seine Gedanken zu sammeln, sich auf eine Sache zu fokussieren, seinen Geist zu beruhigen, zu sich selbst zu finden, zu seiner Mitte zu kommen und nicht die schlechten Eigenschaften am Rand der eigenen Existenz auszuleben.

Die Vorstellung, dass man sich zum Meditieren «Freinehmen» und an einen besonderen Ort begeben müsse oder dass man dazu einen qualifizierten Lehrer brauche, der einem beibrachte, wie man mit leerem Geist still sitzt, war mir von jeher absonderlich vorgekommen, schreibt Pankaj Mishra in seinem Buch *Unterwegs zum Buddha.*

Mir war ebenso wenig klar, wieso man einen Führer brauchen sollte, um in sein eigenes Inneres zu dringen. Und mir leuchtete auch nicht ein, wie es zu Wortschöpfungen wie *Meditationsbedarf* und einer damit einhergehenden Konsumkultur kam. Man konnte sich Decken kaufen, Sitzkissen, angeschrägte Holzbänkchen, Meditationsuhren, Gebetsketten, Tees und Räucherstäbchen, die einem helfen sollten, die Erfahrung zu vertiefen, CDs, die einem Stille versprachen, Mandalas, die Konzentrationshilfen sein sollten. Dabei ging es doch in erster Linie darum sich hinzusetzen und still zu sein.

Halte den Rücken gerade und du bist fast schon da, heißt es bei Rampuri, einem Amerikaner, der seit den 1970ern in Indien lebt und dort als erster Ausländer in den Orden der Naga Sannyasins aufgenommen wurde.

Allein, das fiel mir schon schwer, nach kurzer Zeit fing mein Rücken an zu schmerzen, und wenn es nicht der Rücken war, dann waren es die Knie. Ich wartete nur noch darauf, dass der Wecker, den ich mir gestellt hatte, endlich klingelte und mich von dieser Qual erlöste. Mit der Zeit musste es ja besser werden, versuchte ich mich zu trösten und blieb stur täglich zwanzig Minuten sitzen. Nach etwa drei Wochen war eine geringe Linderung der Beschwerden eingetreten, ich schaffte circa sieben Minuten schmerzfrei anstatt nur vier oder fünf. Und das wertete ich als Erfolg. Dabei fiel aber auch der Misserfolg schneller auf. Wenn der Schmerz mich nicht ablenkte, bemerkte ich, in welcher Willkür und Geschwindigkeit Gedanken durch meinen Kopf rasten.

Ich versuchte mich zu konzentrieren, auf die Dinge, die mir wichtig schienen. Anstatt mich auf die Atmung zu fokussieren oder einfach nur zu zählen, um mich zu sammeln, wiederholte ich: ehrlich und aufrichtig. Das war mein Mantra, einatmen, aufrichtig, ausatmen, ehrlich.

Irgendwann lenkte mich unweigerlich etwas ab, und ich wurde von einem Gedankenstrom fortgerissen, und anfangs dauerte es lange, bis ich dessen gewahr wurde. Vielleicht dachte ich kurz daran, was ich heute Abend essen wollte, und als Nächstes war da das Bild des Supermarktes in meinem Kopf. Ich erinnerte mich daran, dass ich dort vor einer Woche einen Freund getroffen hatte, der mich letztes Jahr im Sommer zum Wasserskifahren mitgenommen hatte. Dort hatte eine Frau in einem roten, gelbgeblümten Bikini meine Aufmerksamkeit erregt, weil sie von hinten aussah wie eine Schwedin, die ich mal an der Ägäis am Strand kennengelernt hatte. In einem Sommer, in dem ich viel Neil Young gehört hatte, die Melodie von *Sugar Mountain* war auf einmal in meinem Kopf, und ich versuchte den gesamten Text zusammenzukriegen.

Halt, nein, wie bin ich hierhergeraten? Einatmen, aufrichtig, ausatmen, ehrlich.

Nach einiger Übung wiederholte ich zwar unablässig mein Mantra, doch ich machte es mechanisch, und in meinem Hirn entstand eine zweite Gedankenbahn, die sich einen Weg durch willkürliche Assoziationen wählte, während die ersten rezitierende Gedankenbahn blasser und blasser wurde und irgendwann dann wieder ganz verschwand.

Das wird mir nie gelingen, dachte ich, ich werde diesen Lärm in meinem Kopf nie zur Ruhe bringen. Der Rücken oder die Knie schmerzten, die Beine schliefen ein, und die Gedanken rasten haltlos herum, als säße da oben niemand am Steuer. Ich war stolz auf meine Disziplin, aber das Ergebnis meiner Beharrlichkeit war eher dürftig.

Nach zwei Monaten merkte ich, dass meine Gedanken zwar nicht aufhörten, aber zumindest deutlich ihr Tempo verringerten. Wenn ich aufstand, war ich ruhiger, entspannter, nicht so gierig nach neuen Eindrücken für meinen Geist. Ich machte nicht sofort Musik an, obwohl ich sie sonst ständig laufen ließ, ich genoss die Stille und konnte mich besser konzentrieren.

Um dem automatischen Rezitieren vorzubeugen, änderte ich die Worte, die ich wiederholte, mit der Einatmung wiederholte ich *weich*, mit der Ausatmung *stark*. So wollte ich sein, alles, was auf mich zukam, annehmen, geschmeidig, ohne verletzt zu werden, und wenn ich handelte, wollte ich fest und sicher und zielgerichtet sein.

Das mochte sich vielleicht gut anhören, was ich mir da aussuchte und vornahm, doch es zeigte ja eigentlich nur, was mir fehlte.

So sehr ich auch nach Halt in meinem Inneren suchte, nach einem Glauben, nach einer Sicherheit, es fand sich dort nichts außer ein wenig Ruhe und Ausgeglichenheit.

Meditation hat etwas mit Loslassen zu tun, glaube ich. Es heißt, man soll seine Gedanken nicht festhalten, sondern vorüberziehen lassen wie Wolken und nicht mit ihnen gehen. Um innerlich leer zu werden und die Stille erfahren zu können, muss man auch das Ziel aus den Augen verlieren können. Wer das Sitzen in Versenkung um der Buddhaschaft willen betreibt, schlägt den Buddha damit tot, heißt es in einem Koan des Zen. Niemand wird nur durch Sitzen zum Buddha. Man muss loslassen können, alles.

Doch ich versuchte, etwas in den Griff zu kriegen. Die Frage, die sich stellte, war: Wie soll man denn loslassen, wenn man so dringend etwas zum Festhalten braucht, dass man schon auf die Idee kommt, nur Gott könnte helfen?

YOGA

Einatmen, Arme heben, ausatmen, nach vorne beugen

Yoga könnte mir beim Meditieren helfen, habe ich gedacht. Die ganzseitige Anzeige im Stadtmagazin sah ansprechend aus und versprach eine Entwicklung der gesamten Persönlichkeit. Ich brauchte eine Beschäftigung außerhalb meiner Wohnung, und die kostenlosen Probestunden mögen den letzten Ausschlag gegeben haben.

Oder man könnte auch sagen: Irgendeine Kraft, die man nicht erklären kann, zog mich erneut zum Yoga. Verzweiflung kann einen dazu treiben Türen, hinter denen man in der Vergangenheit nichts gefunden hat, nochmals zu öffnen.

Rückblickend hat man die Möglichkeit, den Verlauf der Dinge plausibel zu erklären oder Muster zu erkennen. Das beruhigt, weil es dem Leben eine Gesetzhaftigkeit und somit einen Sinn verleiht. Ob die Plausibilität oder die Muster in den Dingen selbst liegen oder ob man sie nur hineininterpretiert, das herauszufinden, ist wohl kaum möglich. So gesehen, ist das ganze Leben nur eine Fiktion.

Was auch immer der Grund war, ich ging zu einer Yogastunde in einem neu eröffneten Yogastudio in der Stadt und erfuhr eine Entspannung, die ich schon längere Zeit vergessen hatte.

Die letzten Jahre hatte ich alles allein entschieden. Was ich schrieb, wann ich schrieb, wann ich aufstand, wann ich meditierte, wann ich trainieren ging, wie viel ich aß und trank, wann ich ins Bett ging, mit wem ich redete oder ob ich tagelang zu Hause blieb und nicht mal den Hörer abnahm. Vielen Zwängen war ich entkommen und hatte ein weitgehend selbstbestimmtes Leben geführt. Was ich immer gewollt hatte. Was einem als erstrebenswert verkauft wurde. Man sollte alles frei entscheiden können. Deshalb lebten wir in einer Demokratie.

Doch dieses Leben war auch anstrengend. Es gab niemanden, den ich verantwortlich machen konnte, für Stress, meine Laune, Geldnöte, Fehlentscheidungen, mangelnde Kompetenz oder fehlende Organisationsqualitäten.

Verantwortung war auch eine Last und ich spürte sie noch im Schlaf, wo ich in meinen Träumen von einem gähnenden Grauen verschluckt zu werden drohte, das von keinem noch so winzigen Sonnenstrahl erhellt wurde.

Während der Yogastunde bekam ich gesagt, wann ich einatmen sollte, wann aus, wann die Arme heben, wann senken, wann entspannen, wann dehnen, wann liegen, mich worauf konzentrieren. Neunzig Minuten lang musste ich nichts tun, keine Entscheidungen treffen, keine Ideen haben, keine Lösungen finden, keine Geldnöte überwinden. Neunzig Minuten lang war ich abgelenkt von meinem Alltag, den ich mir zwar so eingerichtet hatte, wie ich wollte, dem aber einfach die Pausetaste fehlte. Neunzig Minuten lang lenkte eine Stimme meine Aufmerksamkeit in Bereiche, die sonst vernachlässigt wurden. Eine Stimme half mir, meine Gedanken nicht ziellos wandern zu lassen, sondern mich zu fokussieren. Neunzig Minuten lang lebte ich ohne Verantwortung, der Lärm in meinem Kopf erstarb, ich gab einfach alles ab und atmete tief und befreit.

Genau das hatte vielleicht auch den Hausfrauen an dem Kurs an der Volkshochschule gefallen, aber damals hatte ich noch versucht mein Leben zu füllen, nicht den Kopf frei zu kriegen. Und die Übungen hatten mich nicht genug gefordert, da war immer noch Kapazität für abschweifende Überlegungen gewesen.

Nach der Probestunde meldete ich mich für einen Anfängerkurs an und nach diesem für einen Folgekurs. Mir fiel auf, dass mein Körper zu Zeiten des Volkshochschulkurses flexibler gewesen war. Hier waren die Teilnehmer nicht alle doppelt so alt wie ich, und auch wenn niemand so viele Muskeln hatte, einige waren deutlich flexibler, was einen Ehrgeiz in mir weckte.

Wann sich das körperliche Wohlgefühl eingestellt hat, kann ich nicht mehr genau sagen, es wird so drei, vier oder auch sechs, acht Male gedauert haben, bis ich aus der Stunde kam und mich gut fühlte. Richtig gut. Besser als nach dem Gewichtestemmen. Ein wenig so wie nach einem Saunabesuch. Gepaart mit dem Behagen, das sich manchmal nach dem Basketballspielen einstellte. Nicht dieses Gefühl ausgepowert zu sein, die Befriedigung alles gegeben zu haben, sondern eher das Wohlbefinden, wenn man nach dem Sport noch das Gefühl hat, weiterhin auf einer Welle dahinzugleiten, das Gefühl von Leichtigkeit und angenehmer Spannung zugleich, das Gefühl, besser atmen zu können, ein bis zwei Zentimeter größer zu sein und von Energie durchpulst.

Und dieses Gefühl stellte sich zuverlässig ein. Es war nicht wie beim Basketball, wo ich mal so und mal anders aus der Halle ging. Es war nicht wie im Fitnessstudio, aus dem ich manchmal erschöpft herausging, mit zitternden Muskeln, unbändigem Hunger und Gewaltphantasien.

Seit einiger Zeit schon stemmte ich im Fitnesscenter gerade so viel Gewichte, dass es für den Erhalt der Muskelmasse ausreichend war, ich wollte nicht weiter zunehmen. Nach diesem abgekürzten Trainingsprogramm ging ich nun auf die Matte und machte die Übungen, die ich beim Yoga gelernt hatte. Sie taten gut, schienen Muskelkater vorzubeugen, und diese nahezu tägliche Praxis außerhalb der Yogaschule trug zu Fortschritten bei.

Die anderen praktizierten zu Hause nicht oder nur sehr wenig, und so konnte ich beim wöchentlichen Termin stolz meine Erfolge demonstrieren.

Das hast du aber nicht hier gelernt, sagte ein Kursteilnehmer, als ich als erster einen stabilen Kopfstand hinbekam.

Nein, sagte ich, ich habe zu Hause geübt.

Ich kam mir nicht vor wie ein Streber deswegen, es gefiel mir, Fortschritte zu machen, und es gefiel mir auch, die anderen zu beeindrucken.

Ramdas, so hatte sich unser Lehrer vorgestellt, war viel beweglicher als ich, und ab und an machte er Sachen vor, die mir unmöglich erschienen, aber er hatte dünne Ärmchen und einen Bauch, der Richtung Erde zog. Doch Beweglichkeit war nicht alles, wenn man mich fragte, ein Mann musste auch Muskeln haben.

Wir befanden uns hier nicht in einem Wettbewerb, das wiederholte Ramdas häufig, doch er schien es zu genießen, wenn seine Demonstrationen uns die Sprache verschlugen, und ein Teil meines Selbstbildes speiste sich ohnehin daraus, mich von den anderen abzuheben. Besser zu sein. Egal wie oft ich hörte, das sei unyogisch. Ich war kein Yogi, ich machte nur Yoga und meine Fortschritte und das körperliche Behagen beflügelten mich. Nach etwa fünf Monaten begann ich, zwei Mal die Woche in die Yogaschule zu gehen.

Nie anfangen aufzuhören, nie aufhören anzufangen

Wie immer, wenn ich etwas fand, das mich interessierte, las ich viele Bücher zum Thema. Yoga versprach nichts Geringeres, als ein System zu sein, das die gesamte Persönlichkeit transformieren und das Individuum zur Erleuchtung bringen konnte, geradewegs ins Nirwana, wo ich immer hingewollt hatte.

Dort würden alle Probleme gelöst sein, ich würde nicht mehr hadern und zagen und mich fragen, was ich als Nächstes tun sollte und was ich hier überhaupt verloren hatte. Oder was ich suchen sollte. Oder welche Richtung einzuschlagen war, wenn man sich nach Glück sehnte, nach Seelenfrieden, nach Ruhe, nach Orientierung, nach einem festen Grund unter den Füßen, weil man beständig das Gefühl hatte zu schwanken.

Ich glaubte nicht, dass sich etwas an all dem ändern würde, wenn ich nur aufhörte zu trinken. Aber das war eine Möglichkeit, die in Reichweite lag.

Ich konnte nicht herausfinden, welche Frau für mich die Richtige war, ich wusste nicht, was ich tun musste, damit ich nachts ruhiger schlief und tagsüber weniger verwirrt war, was ich tun konnte, um meine Charakterdefekte auszumerzen und die Wünsche meines Herzens zu unterscheiden von Gier.

Die tägliche Meditation brachte keine Veränderung, also musste ein neuer Versuch her, ein wenig Ordnung ins Chaos zu bringen.

Bei meiner allabendlichen Flasche Wein fragte ich mich, wie lange ich nun schon täglich Alkohol trank, und ich wusste keine genaue Antwort. Nicht mal eine ungefähre.

Es kam vor, dass ich morgens um zehn verkatert zum Yoga ging, doch spätestens nach dem Kopfstand fühlte ich mich weit besser. Und ich betrachtete Ramdas als jemanden, der kein erfülltes Leben hatte, weil er nicht rauchte und trank, seinen Begierden nicht nachgab, kein Fleisch aß und auch sonst alle Vergnügen zu fliehen schien. Er mochte Ende dreißig sein, ein Mann, den ich mir genauso gut im Anzug vorstellen konnte, wie er täglich in einem kafkaesken Gebäude einer Bürotätigkeit nachging, die ihm Unscheinbarkeit und Anpassungsfähigkeit in seine Gesichtszüge gezwungen hatte. Doch er lächelte häufig, und sein Humor hatte einen Hang zur Häme, ohne verletzend zu werden.

Eine Flasche Wein am Abend war für mich zur Regel geworden und führte nicht dazu, dass ich mich berauscht fühlte, und genauso wenig zu Kopfschmerzen am nächsten Morgen. Doch diese Regel gab es eben schon so lange, dass ich längst vergessen hatte, wann sie eingeführt worden war.

Es wird der Versuch gewesen sein, Kontrolle über mein Leben zu erlangen, dass ich mich entschloss, sechs Wochen mit dem Trinken auszusetzen.

Abends fiel es mir nicht sonderlich schwer zu verzichten, doch morgens war mein erster Gedanke: Du hast gestern Abend schon wieder nicht getrunken. Und dieser Gedanke erfüllte mich mit Stolz und Freude. Und der Stolz und die Freude zeigten mir, wie abhängig ich vorher gewesen war und wie viel Platz Alkohol in meinem Leben eingenommen hatte.

Ich hielt nicht sechs Wochen lang durch, während dieser Zeit gab es zwei oder drei Abende, an denen es sich einfach mehr als anbot zu trinken, und ich nutzte die Gelegenheiten ohne hinterher ein schlechtes Gewissen zu haben, denn ich fühlte mich stark und der Aufgabe gewachsen. Und das entsprach in etwa dem, was ich über Yoga las: *Jede Versuchung, die er [der Yogi] besiegt, entspricht einer Kraft, die er sich aneignet. Der Verzicht auf eine Versuchung bedeutet nicht nur «Reinigung» im negativen Sinne des Wortes, sondern auch einen positiven Gewinn: Der Yogi dehnt seine Macht über jene Dinge aus, auf die er verzichtet. Mehr noch: Er beginnt nun nicht Dinge, sondern auch eine magische, unendlich wertvollere Kraft zu beherrschen,* erfuhr ich bei dem Religionswissenschaftler Mircea Eliade.

Das mit der magischen Kraft ließ noch auf sich warten, aber ich hatte das Gefühl von Gewinn. Ich konnte über meinen Konsum entscheiden.

Sucht bedeutet immer, dass man keine Wahl hat, doch ich fühlte mich nun frei, es veränderte sich vieles und die Veränderungen schienen mir ein Fortschritt. Ich war erstaunt über meinen Appetit, ich aß noch mehr als vorher, ohne zuzunehmen, und das zeigte bloß, welchen Anteil Alkohol bei meiner Energiezufuhr gehabt hatte.

Ich gewann Kontrolle, ich gewann Macht über mich. Nach den sechs Wochen entschloss ich mich, die Abstinenz noch ein wenig weiter auszudehnen. Hätte ich mir vorgenommen, nie mehr zu trinken, wäre ich wahrscheinlich gescheitert. Man kennt die Neujahrsvorsätze und Katerschwüre, die Diäten und Joggingprogramme, die man sich aufstellt. Irgendwann kommt der Punkt, an dem man sich denkt: Scheiß drauf.

Und ehe man sichs versieht, ist man zurück in einem Kreislauf, dessen Bequemlichkeit darin liegt, dass er keine Entscheidungen verlangt und keine Aufmerksamkeit kostet. Yoga sagte: Beobachte. Erkenne das Muster. Durchbreche es an einer Stelle und sei beharrlich. Jedes Glas, das du nicht trinkst, stärkt dich. Mach dir dein Verhalten bewusst. Beweg dich, Schritt für Schritt. Es ist nie einer vor und zwei zurück, nicht wenn du stur weitermachst.

Bald schon traf ich mich seltener mit Menschen, die ich Freunde genannt, aber immer nur in Kneipen gesehen hatte. Ohne Alkohol langweilten mich unsere Gespräche, und gleichzeitig erinnerten mich jeder Saft und jedes Wasser, die ich bestellte, daran, dass mir noch vor kurzem Leute merkwürdig erschienen, die in Kneipen alkoholfreie Getränke bestellten. Ich hatte geargwöhnt, sie seien blutleere Langweiler, die sich einfach nicht gehen lassen konnten. Und nun stand ich da mit einer Saftschorle und versuchte auch alles, um mich nicht gehen zu lassen, um nicht zu zerfasern und vom Leben aufgerieben zu werden.

Wenn man innerlich fest ist, hat man auch nicht das Bedürfnis sich gehen zu lassen.

Nie hatte mich jemand gefragt, warum ich denn trank. Aber nun wollten dauernd fremde Menschen von mir wissen, warum ich keinen Alkohol zu mir nahm. Das erschien mir folgerichtig. In einem System, in dem alles auf Konsum ausgerichtet ist, muss man eine Zeche nicht begründen, Verzicht hingegen sehr wohl. Man wird gefragt, warum man keinen Fernseher hat, kein Mobiltelefon, kein Auto, keinen Account bei sozialen Netzwerken, warum man nicht trinkt, weshalb man keinen Sex vor der Ehe haben möchte oder warum man nicht ins Kino geht.

Menschen schienen sich persönlich angegriffen zu fühlen, wenn ich einen Sekt bei einer besonderen Gelegenheit ablehnte. Ach, komm, zur Feier des Tages und ich solle mich nicht so anstellen, früher hatte ich doch auch getrunken und was sei schon so ein kleines Gläschen Sekt. Oder ein Glas Wein beim Essen. Ein Kurzer als Absacker, das würde ich doch nicht auch ablehnen?

Die meisten verlangten nach Erklärungen, als hätte ich ihr Weltbild in Frage gestellt, das System, in dem sie lebten. Vielleicht hatten sie Angst, dass alles aus den Fugen geraten könnte, wenn dem Schmerz, der Langweile und dem Alltag nicht durch ein paar Gläser der Schrecken genommen wurde. Eine Angst, die wahrscheinlich berechtigt ist.

Nicht zu trinken schien mir immer mehr ein Weg aus der Ordnung zu sein, die die anderen geschaffen hatten, dieser Ordnung, die auf einem sozialen Schmiermittel beruht.

Ich hatte nicht aufgehört zu trinken. Ich hatte angefangen mich zu bewegen. Ich hatte angefangen, die Abende mit etwas Anderem zu füllen. Ich hatte einen Schritt in Richtung Yoga getan. Möglicherweise würden andere folgen. Und ich hatte keine Opfer gebracht. Es war nichts auf der Strecke geblieben. Ich fühlte mich einfach besser. Und sei es, weil ich mich mal wieder abhob von den anderen. Ich fühlte mich unabhängig. Und somit ein wenig freier. Und Freiheit, da wollte ich doch hin.

Schmerz für alle

Nach einem Jahr ging ich etwa drei- bis viermal die Woche in die Yogaschule und dort wurde viel von östlicher Weisheit gesprochen, von Spiritualität, davon, was wir im Westen von dieser alten Tradition lernen konnten. Es hieß, dass wir unsere Seelen verloren hätten und gestresst dem Geld nachjagten, Dingen ohne Wert, dass uns das Heilige abhanden gekommen sei, Werte, die sich nicht anhäufen ließen wie Autos und Fernseher, Titel und Häuser, Anzüge und Schuhe, Handtaschen, Frisuren, Bücher und Platten.

Es wurde viel geredet, aber das Gesagte schien auf eine Art weniger bedeutend als Gespräche über das Wetter, weil es meist nicht über immer wieder heruntergeleierte Allgemeinplätze hinausging. Das Wetter war wenigstens unbeständig. Wie das Leben auch. Doch die Platte im Yogastudio hatte einen Sprung.

Die Lehre, wenn ich sie richtig verstand, war simpel: Nichts ist von Dauer, und Leid ist unausweichlich.

Den Weisen des Ostens präsentierte sich das Leben als schmerzvoll. Auch Glück ist Leid, weil es endet. Irgendwann versagen die Quellen der Befriedigung, die man gefunden hat.

Das Trinken hatte mir schon länger keine Abenteuer und schönen Stunden mehr geschenkt. Früher hatte ich geglaubt, alles würde gut werden, wenn ich vom Schreiben leben konnte, doch ich war nirgends angekommen, immer noch zerrten Wünsche an mir und zogen Sorgen mich an.

Egal, was man erreichen wollte, wenn man es hatte, genügte es nicht oder nur für kurze Zeit, kein Glück war von Dauer, und selbst ein Mensch, der sich immer wieder neue Ziele steckte und diese auch erreichte, musste irgendwann zu dem Schluss kommen, dass etwas fehlte. Oder dass er gehetzt war.

Die Weisen lehnten diese Welt ab, in der wir lebten und die Leid für uns bereithielt. Ich fand das nicht pessimistisch oder nihilistisch, wie Kritiker es dieser Anschauung vorwarfen. Das Leben, das man führte, wurde entwertet und negiert, weil man wusste, dass es noch etwas anderes gab, jenseits des Leids, des Alters und der Zeit. Und das war hier und jetzt zu haben. Nicht erst nach dem Tod.

Dass Menschen, die aus irgendeinem Grund diese Welt ablehnten, sich vom Yoga angezogen fühlen konnten, leuchtete mir ein. Oder Menschen, die sich hier einfach nicht zu Hause fühlten, die keinen Ort fanden, den sie Hafen nennen konnten. Dass der Anteil an Ausländern in den Yogaschulen verhältnismäßig hoch war, erschien mir auch folgerichtig. Während die Ausländer in Fitnesscentern aber eher Türken, Russen, Araber und Italiener gewesen waren, Männer, die ihr Geld mit der Arbeit ihrer Hände verdienten, traf ich beim Yoga auf Frauen aus Spanien, England, Frankreich, Kanada und den USA, die im Dienstleistungssektor arbeiteten.

Obwohl Yoga ursprünglich eine Geheimlehre für Männer gewesen ist und Indra Devi 1937 die erste westliche Frau war, die in diesem System unterrichtet wurde, liegt der Anteil der Frauen im Yoga, wie wir es heute kennen, in der Regel bei weit über 80 Prozent.

Yoga war kein Wettbewerb, kein Kräftemessen, es galt nicht als männlich. Man blickte gerne nach Indien, wenn es um Spiritualität ging, aber niemand kam auf die Idee die dortigen Yogameisterschaften in den Westen importieren zu wollen.

Und ein wenig Om zu singen, Räucherkerzenduft einzuatmen und die Energiezentren des Körpers zu erspüren und zu entspannen, wirkte auf Männer nicht so verlockend wie eine Wiese, ein Ball und zwei Tore. Flexibilität war eine Sache für Frauen, Männer waren stark. Und die, die kamen und sahen, dass sie nicht nur in der Minderheit, sondern im Vergleich mit den anderen Teilnehmern auch noch steif wie ein Brett waren und im eingebildeten oder realen Wettkampf schlecht abschnitten, verloren schnell die Lust.

Die Frauen, die ich beim Yoga kennenlernte, lehnten die Welt, die sie kannten, aus unterschiedlichen Motiven ab. Sie waren alleinerziehend oder Singles, die überfordert waren mit ihrer Arbeit, die zwar Geld und Ansehen brachte, sie aber unter ständigem Druck hielt. Ob sie sich den nur einredeten oder nicht, war bedeutungslos. Sie waren um die vierzig und träumten immer noch von einem Märchenprinzen, von dem Mann, der anders war, der sie verstand und kommunikationsbereit war und seine Gefühle artikulieren konnte, doch sie träumten vor dem Fernseher mit einer Literpackung Eis neben sich oder einer Katze im Schoß. Oder beidem. Frauen, die glaubten im Familienleben auf der Strecke geblieben zu sein, oder die angewidert waren von dem herzlosen Materialismus der männerdominierten Gesellschaft, in der wir lebten.

Die Gründe, warum sie beim Yoga landeten, waren unterschiedlich, doch die meisten hingen der Vorstellung an, dass in Indien, dem Herkunftsland des Yoga, Werte gelebt wurden, die sie hier vermissten.

Ich war noch nie in Indien gewesen, doch Yoga war ein System, das angeblich über 4000 Jahre alt war. Und damals schon hatte man dort die Welt als Leid erfahren und deswegen Techniken entwickelt, um zur Befreiung zu gelangen.

Yogis lehnten die ganze Welt ab, wenn ich das richtig

verstand, Liebe, Freude, Mitgefühl, der Hang zur Spiritualität, alles war Leid, weil es endete.

Der älteste erhaltene Yogatext, auf den sich nahezu alle Yogaschulen berufen, ist das *Yogasutra* des Patanjali aus dem 2. Jahrhundert vor Christus. Oder auch aus dem 4. Jahrhundert nach Christus. Verlässliche Angaben sind hierzu kaum zu finden. Der Text besteht aus 195 (196 nach anderen Zählungen) kurzen Sutras, was wörtlich übersetzt Faden oder Kette heißt. Diese kurzen Merksätze, Leitfäden oder Aphorismen sind schnell gelesen, doch der Sinn erschließt sich nicht sofort, und es gibt sehr viele unterschiedliche Übersetzungen und mit umfangreichen Kommentaren versehene Ausgaben dieser Verse.

Doch es heißt im Sutra II, 15 unmissverständlich, egal welche Übersetzung man zu Rate zieht: Die Weisen sehen in jeder Erfahrung Leid.

Der Schmerz war für alle da, für den Osten, für den Westen, für die Materialisten, für die Spiritualisten, für Diebe, Mörder, Heilige, für Präsidenten, Arbeiter, Universitätsprofessoren, Huren, Diktatoren, Autofahrer, Computernerds, Popstars, Hausmeister, eifrige Yogaschüler. Und er war schon immer da gewesen.

Verschiedene Schulen und Philosophien versprachen Auswege, Samkhya, Yoga, Buddhismus, Vedanta, Advaita, aber vor dem Nirwana, vor der Erleuchtung war alles gleich, war alles Leid. Deswegen verstand ich nicht, warum man nach Osten blickte oder nach Westen. Es schien genauso zu sein, wie man nach einer Gehaltserhöhung schielte, der Veröffentlichung eines Romans, dem Ende der Erkältung, dem Lottogewinn, nach einer Nacht mit dem Traumpartner.

Es gab keine Welt, die besser gewesen war als diese hier. Das waren alles nur nostalgische Idealisierungen, Wünsche, die nicht weit genug gingen.

Es ging um die Erlösung von dieser Sehnsucht.

Wir saßen alle im gleichen Boot. Doch wir hatten unterschiedliche Vorstellungen vom Meer.

Wie entwickelt man Demut oder was machen Kunstturner eigentlich falsch?

Die Haltungen, die wir beim Yoga einnahmen, Asanas genannt, waren etwas ganz anderes als bloße Gymnastik- und Dehnübungen, wurde uns gesagt. Jede Haltung hatte verschiedene Wirkungen und die Abfolge der Asanas war nicht willkürlich, vielmehr bauten sie aufeinander auf und ergänzten einander. Asanas machten nicht nur den Körper elastisch und stark und gesund, sie wirkten nicht nur positiv auf den Stoffwechsel, lösten Spannungen, regulierten den Blutdruck und verhalfen zur inneren Ruhe. Nein, die Asanas hatten auch geistige Auswirkungen.

Die Yogaübungen, die ich während der letzten 15 Jahre ausgeführt habe, überzeugten mich davon, dass die meisten unserer grundlegenden psychischen Haltungen dem Leben gegenüber ihre physische Entsprechung im Körper haben, schreibt Yehudi Menuhin. Indem man den Körper trainierte, konnte man auch den Geist trainieren, nicht nur indem man ihn gesund hielt, sondern indem man Eigenschaften entwickelte, die man bei sich selbst vermisste.

Das Konzept schien mir schlüssig. Ich wusste, wie reizbar ich wurde, wenn ich Gewichte stemmte und nicht genug aß. Und selbst wenn ich ausreichend gegessen hatte, war meine Bereitschaft zu Aggression höher, und es stellten sich häufiger Gewaltphantasien ein, wenn ich mit den Hanteln mehrmals die Woche bis an meine Grenzen ging.

Ich war Ramdas dankbar, dass er uns zu den Asanas immer sagte, wie sie wirkten, ich war dankbar ein System gefunden zu haben, das mir vielversprechender schien, als zwanzig Minuten täglich Weichheit ein- und Stärke auszuatmen. Ich freute mich, dass ich etwas tat, um meine Gedächtnisleistung zu verbessern, dass ich Asanas übte, die Offenheit, Demut und Hingabe entwickelten, Willenskraft, Durchsetzungsvermögen, inneres Gleichgewicht und Kreativität. Ich freute mich, dass ich mir so guttat.

Ohne mir die Frage zu stellen, warum ich eigentlich all diese Eigenschaften entwickeln wollte.

Samstagnacht um halb drei sieht man in einem beliebigen Fastfoodladen nicht so viele ungesund wirkende Menschen wie in einem Biomarkt an einem Vormittag unter der Woche.

Die Menschen, die sich ausgesucht gesund ernähren, scheinen überdurchschnittlich oft eine ungesunde Hautfarbe zu haben, Neurodermitis, fahles, stumpfes Haar, Ausschlag, Asthma oder Akne. Oft sah ich beim Einkaufen Frauen um die vierzig, in deren Gesichtszüge man alles Mögliche hineininterpretieren konnte, nur keine Lebensfreude. Schlanke, gut situierte Frauen, die wussten, was sie wollten, was gut für sie war und was nicht, die unabhängig und emanzipiert waren, aber so aussahen, als würden sie auch nach zwei Flaschen Biowein immer noch nicht locker werden.

Das Angebot im Biomarkt zog solche Menschen magisch an, Menschen, die einen ausgeprägten Mangel empfanden, Menschen, denen offensichtlich etwas fehlte, während dickleibige Männer mit vom Alkohol rot geäderten Augen, die beim Bezahlen eines Burgers schwankten, nichts weiter brauchten als eine Straßenecke, wo sie das Essen wieder von sich geben konnten.

Die Freude darüber, für das eigene Wohlbefinden gesorgt zu haben, scheint weit verbreitet zu sein, ob man nun bewusst Mangel empfindet oder nicht. So erklärte ich mir, dass es in gängigen Supermarktketten immer mehr Bioprodukte gab. Nicht weil die Käufer tatsächlich so großen Wert auf Bio legten oder gar auf fair gehandelte Produkte, sondern weil sie sich das Gefühl erkaufen wollten, etwas Gutes getan zu haben. Befriedigung ist leicht zu erreichen, wenn sie käuflich ist.

Das Gefühl, richtig gehandelt oder gekauft zu haben, führt zu Zufriedenheit, unabhängig davon, ob man ein Ungenügen empfindet. Doch spirituelle Wege werden häufig von Menschen beschritten, sie sich unzulänglich fühlen. Die sich weiterentwickeln wollen, könnte man es auch positiv formulieren.

Meine Vorwärtsbeugen wurden immer besser, war ich anfangs beim Sitzen mit gestreckten Beinen gerade mal an meine Zehen gekommen, fehlte mir nun nicht mehr viel, um meine Finger vor den Fußsohlen zu verschränken. Auf der körperlichen Ebene war es eindeutig, dass etwas passierte, und jeder Millimeter, den ich weiterkam, motivierte mich weiterzumachen. Es ging, es war möglich, eines Tages würde vielleicht auch ich meinen Bauch auf die Oberschenkel legen können. Noch ein Jahr. Oder zwei. Oder drei.

Entwickelte ich auch mehr Demut und Hingabe, wie versprochen wurde? Das war schwer zu messen. Möglicherweise war es so, dass meine körperlichen Fortschritte deswegen so viel Geduld erforderten, weil mir Demut und Hingabe fehlten.

Eines Tages lag ich während einer Lesereise auf dem Hotelbett und schaltete durch die Kanäle und blieb bei einem Sportsender beim Bodenturnen hängen. Die Männer, die ich dort sah, waren in jede beliebige Richtung deutlich beweglicher als ich.

Hatten sie also all die Eigenschaften entwickelt, die die Asanas versprachen? Yoga war mehr als Gymnastik oder Kunstturnen wurde gesagt, aber jemand, der sich in der

Vorwärtsbeuge zusammenklappen konnte, bis es nicht mehr weiterging, wie sollte der denn Demut und Hingabe entwickeln? Wie konnte er an diesen Eigenschaften arbeiten? Reichte es, nur richtig zu atmen? Oder musste man diese Eigenschaften immer mitdenken, damit sie sich entwickelten? Anders: Beruhte die geistige Wirkung hauptsächlich auf Autosuggestion? Oder arbeitete Ramdas ähnlich wie die Werbung: mit Versprechungen, die selten erfüllt wurden?

Später fand ich in *Guruji,* einem Interviewbuch mit Yogis, die seit zwanzig, dreißig Jahren praktizierten, die Frage, ob tägliche Asana-Praxis ohne die richtige Einstellung zwangsläufig zu mentalen Veränderungen führte. Die meisten Befragten verneinten.

Man brauchte auch die richtige Einstellung. Gab es also Mängel in dem System, oder ließ ich mich nicht genug darauf ein, beäugte alles zu kritisch und stellte Vergleiche an, wo keine angebracht waren? Würde ich immer an allem zweifeln? War das der sichere Grund, den ich gesucht hatte?

Das Wohlgefühl, das ich nach den Stunden hatte, blieb, egal zu welchen Antworten ich zeitweilig kam, also machte ich einfach weiter.

Das Ego plätten, nicht fetten

Die Yogaschule, in die ich ging, gewann ständig neue Mitglieder, es wurden immer mehr Kurse angeboten, und entsprechend gab es mehr Lehrer. Auch in anderen Ecken der Stadt machten Yogaschulen auf, das System verlor den Hausfrauenmief, den es noch vor einigen Jahren gehabt hatte, als lediglich Volkshochschulen Kurse anboten oder in stundenweise angemieteten Räumen praktiziert wurde. Yoga wurde schick und modern, es zog junge Menschen an, Frauen zwischen zwanzig und dreißig, die ein selbstbestimmtes Leben führten und nicht wie die Generation ihrer Mütter Fluchten aus dem Alltag suchten, in denen sie ganz für sich sein und endlich mal entspannen konnten.

Als Yoga sich so ausbreitete, kam Kim als Lehrer an die Schule. Er war etwas jünger als ich, hatte eine dunkle Haut, schwarze Locken, seine Gesichtszüge erinnerten mich an einen Inder, und seine Augen wirkten wie die eines Mongolen, obwohl seine Lidspalte nicht schmal war.

Kims Vater war ein Engländer indischer Abstammung, wie ich später erfuhr. Er hatte sich in Kims Mutter verliebt, als diese für zwei Semester in London studierte. Kim war in Bremen aufgewachsen, wo seine Mutter herkam, und übte seit fünf Jahren Yoga.

Er hatte eine Ruhe, die ich bei anderen Lehrern nicht fand. Die meisten wirkten bemüht, es schien mir, als wollten sie Besonnenheit zur Schau stellen, aber es wirkte wie eine bloße Behauptung. Kim hingegen schien alles ein wenig egal zu sein. Er zog sich mit uns in der Umkleide um, was die meisten der anderen Lehrer nicht taten, und unterrichtete häufig in einem Journey-to-Jah-Sweater, doch obwohl ich oft genug versucht war, ihn darauf anzusprechen, traute ich mich nicht. Hörte er Gentleman, beschäftigte er sich auch mit Reggae?

Er verbreitete in seinem Unterricht keine Versprechen, was die geistigen Wirkungen der Übungen anging, er leitete uns nicht an, uns ein rotes Om vor weißem Hintergrund auf Höhe des dritten Auges vorzustellen, doch beim Mantrasingen war er so unbefangen und enthusiastisch, dass man angesteckt wurde oder zumindest eine leise Achtung verspürte.

Kim schien mir bodenständiger als die anderen Lehrer an dieser Schule. Er redete nicht vom Vegetarismus und seiner Notwendigkeit, von Energiezentren im Körper, die sich Chakren nannten und öffnen konnten, nicht von Glückseligkeit, von tieferen Schichten unseres Selbst, zu denen uns Yoga den Weg weisen würde.

Vieles von dem, was in den Kursräumen, in den Umkleiden und später beim Beisammensitzen beim Kräutertee erzählt wurde, schien mir esoterischer Tinnef zu sein, irgendein Hokuspokus, dessen sich Menschen bedienten, die draußen im Alltag einfach nicht zurechtkamen.

Sie zogen Engelskarten, die ihnen immer den richtigen Weg wiesen, sie stellten ihr Bett um und konnten auf einmal nicht nur gut schlafen, sondern empfingen in ihren Träumen auch noch Botschaften von Wesen aus einer anderen Dimension, sie heilten Verstauchungen mit Magneten, und chronischen Geldmangel dadurch, dass sie darauf achteten, dass der Klodeckel stets geschlossen blieb. Sie vergifteten sich nicht durch die Strahlung eines schnurlosen Telefons, sondern bestanden immer noch auf Festnetzgeräten mit Kabel, und ihr Mobiltelefon hielten sie während des Gesprächs immer weit weg vom Ohr und trugen es nie am Körper.

Ich hatte versucht diese Anschauungen als einen Preis zu sehen, den zu zahlen ich gerne bereit war, weil mir der Rest so gut gefiel.

Kim versuchte niemanden davon zu überzeugen, wie

gut Yoga war, er hatte keinen missionarischen Eifer, es schien ihm gleichgültig, ob wir die Mantren inbrünstig mitsangen oder einfach nur dasaßen und warteten, bis endlich der Teil mit den Asanas anfing. Es schien ihm auch egal zu sein, ob wir überhaupt Yoga übten, ob seine Stunden voll oder leer waren, ob wir ihn mochten oder nicht, ob wir an Fortschritt interessiert waren und ob und wie wir uns bemühten, unser Leben yogisch zu gestalten. Er bot keine Antworten an und sagte: Ich unterrichte nichts, was ich nicht selbst aus meiner eigenen Praxis kenne.

Doch auch Kim gab uns Werkzeuge an die Hand. Zu Beginn eines Abendkurses lagen wir in der Entspannungshaltung auf dem Rücken und er sagte, wir sollten uns nacheinander drei schöne Momente dieses Tages vergegenwärtigen. Sie visualisieren und uns der Freude erinnern, die sie uns geschenkt hatten. Einige Wochen wiederholte er diese Ansage, und es gab Tage, an denen ich Schwierigkeiten hatte, drei schöne Momente zusammenzubekommen, doch es wurde mit zunehmender Übung leichter. Drei Momente, die waren in den meisten Tagen versteckt, drei möglicherweise winzige Augenblicke, die unbemerkt vorübergehen konnten, wenn man nicht aufmerksam war. Drei Momente, die die Möglichkeit in sich bargen, sich gut zu fühlen, die man aber manchmal einfach verpasste, weil die Gedanken einen hierhin und dorthin trugen. Dreimal am Tag konnte man sich freuen und sich abends diese drei Male zurück ins Gedächtnis rufen und sich erneut freuen.

Das schien mir praktikabler, als mich auf mein drittes Auge zu konzentrieren, den Punkt, wo die Luftströme vom linken und rechten Nasenloch aufeinandertrafen, und mir dort ein weißes Licht vorzustellen, das in mich hineinfloss.

Kims Ansagen waren alltagstauglich, und er schien Freude daran zu haben, seine Ansichten mitzuteilen.

- Was willst du mit einem flexiblen, gesunden Körper, wenn du nicht glücklich bist?, fragte er. Mein Onkel in England, der wiegt über 120 Kilo, und der würde sich die Knochen brechen bei dem Versuch einen Sonnengruß zu machen, aber er lacht mehr als jeder andere Mensch, den ich kenne.

Kim war beliebt in der Schule, seine Stunden waren immer voll, und wir glaubten, er habe etwas im Yoga gefunden, das wir alle suchten. Also musste es dort zu finden sein.

Viele seiner damaligen Ansagen sind mir nun nach Jahren immer noch fast wortwörtlich in Erinnerung. Eines Abends in der Endentspannung, dem Abschluss jeder Stunde, sagte er, wir sollten uns einen Wunsch, den wir zurzeit hätten, bewusst machen.

- Und dann, fuhr er fort, frage dich: Was will ich damit erreichen? Was soll dieser Wunsch verändern? Und wenn du das weißt, frage dich, warum will ich das? Wo soll das hinführen? Und wenn du es weißt, frage dich wiederum: Was will ich damit? Schau mal, wo diese Kette aufgehangen ist.

Ich wollte, dass meine Bücher sich besser verkauften. Damit ich mehr Anerkennung bekam. Die wollte ich, weil das meinen eigenen Glauben an mich stärken würde. Weil Anerkennung mich aufwerten würde. Dann würde ich mich besser fühlen. Aber was wollte ich damit erreichen? Was wollte man mit Glück erreichen? Das Ende aller Sorgen? Würde Frieden eintreten, wenn man überzeugt war vom eigenen Wert? Würden Zweifel für immer verschwinden? Würde das Leben so leicht werden, als würde man warmen Wind in den Haaren spüren? Wo war die Quelle der Wünsche? Was hieß das, wenn man sie nicht fand? Wenn Wünsche aneinandergeschmiedet waren, aber die Kette nirgendwo verankert, was hatte das für eine Bedeutung?

Ich dachte wochenlang darüber nach, kam aber zu keinem Schluss.

An jenem Abend erzählte jemand in der Umkleide, wie er auf einer Geschäftsreise in seinem kleinen Hotelzimmer das Bett hochkant gestellt hatte, weil da sonst kein Platz war zum Üben. Es kann sein, dass er angeben wollte, und ich weiß noch, dass ich das übertrieben fand und mich bestätigt fühlte, als Kim sagte:

- Ach, dann übt man einfach mal nicht, so wichtig ist es nicht. Es geht um den Vibe, nicht um die Asanas.

Mein Bild von Kim änderte sich eines Abends in der Nähe einer Cocktailbar. Zunächst sah ich ihn in der Bar und war erstaunt ihn wochentags spätabends dort zu treffen. Er saß an der ovalen Theke auf der gegenüberliegenden Seite. Wir nickten uns zu, und mein Blick glitt sofort zu dem Getränk vor ihm, das konnte eine Bloody Mary sein oder ein Tomatensaft. Wieso sollte er keinen Alkohol trinken? Weil ich keinen trank? Weil er ein Yogi war? Wieso sollte er nicht ausgehen mit Leuten, die tranken? Das tat ich ja auch.

Seine Begleitung bestellte sich einen Mojito und Kim bat um noch einen Tomatensaft, wenn ich das in dem Lärm richtig hörte. Ich war erleichtert und trank einen Orangensaft, während der Kollege, mit dem ich aus war, Whisky-Sour bestellte.

Kim ging vor mir. Ein Yogi, er geht früh zu Bett, dachte ich. Als wir die Bar gegen zwölf verließen, hatte der Kollege schon gut geladen, wie es sich für einen anständigen Schriftsteller gehört. Zuerst roch ich das Gras nur und drehte den Kopf, um zu sehen, woher der Geruch kam. In einem Hauseingang auf der anderen Straßenseite sah ich zwei Männer, die sich einen Joint teilten, und erkannte erst nach ein, zwei Sekunden, dass einer der beiden Kim war. Ich konnte sehen, wie er inhalierte, und fühlte mich betrogen.

Die meisten Sadhus, die heiligen Männer Indiens, die sich von allen weltlichen Bindungen losgesagt hatten, kifften. Diese Asketen, die Heim und Besitz aufgeben und mit nichts als einer Bettelschale durch das Land ziehen, sie rauchen Gras und Hasch, wie auch der hinduistische Gott Shiva es tat, nachdem seine Frau Parvati ihm davon gegeben hatte. Bhanga ist schon in den Veden, den alten Schriften Indiens, erwähnt. Und hatte ich nicht schon gehört von Sadhus, die zu Shivaratri, der Nacht zu Ehren Shivas, mit Haschplatten weit größer als eine Tafel Schokolade ausgerüstet waren?

Rauchten Yogis ursprünglich, und war dieser Teil der Lehre verloren gegangen?

Nach yogischer Vorstellung fließt der Hauptstrom der Energie des Körpers durch die Sushumna, einem Kanal entlang oder in der Wirbelsäule. Ist dieser Kanal mit seinen Knotenpunkten, Chakras genannt, frei, kann die Energie ungehindert fließen. Verunreinigungen, falsche Ernährung, emotionale Blockaden können zu einem Energiestau führen und somit zu Ungleichgewicht. Rauschmittel behinderten den Energiefluss, hatte ich gelernt.

Es gab neben diesem Hauptenergiekanal noch viele kleine Energiebahnen, Nadis genannt. In den meisten Büchern wurde ihre Anzahl mit 72 000 angegeben.

Wenn ich genug geraucht hatte, konnte ich meine Wimpern einzeln erspüren und die Anzahl feststellen. Wenn ich rauchte, fielen mir die Visualisierungen leicht, denn es war auf einmal kein Problem mehr, sich einen tausendblättrigen Lotus vorzustellen, der aus weißem Licht bestand.

72 000 Nadis. Das schien mir das Werk von Kiffern

zu sein. Wie sonst sollte man diese Energiekanäle zählen können?

Dennoch, ich wollte keinen Yogalehrer, der rauchte, genauso wenig wie einen, der steif war und sich nicht mal hinhocken konnte, ohne dass seine Fersen den Boden verließen.

Kims Unterricht gefiel mir nach wie vor, ich versäumte kaum eine Stunde, die er gab, mittlerweile war ich bis zu sechsmal die Woche in der Yogaschule. Ins Fitnesscenter ging ich nur noch zwei- bis dreimal die Woche und blieb dort nie länger als eine halbe Stunde, hängte aber auch keine Yogaübungen mehr ans Ende meines Trainingsplans.

Zu Hause übte ich fast gar nicht und wenn doch, mangelte es meiner Praxis an Intensität, ich ließ es sachte angehen und verweilte nicht lange genug in den Asanas.

- Ich werde aufhören zu unterrichten, sagte Kim eines Abends, ich muss mich um ein paar andere Dinge kümmern und einige wichtige Entscheidungen treffen. Höchstwahrscheinlich gehe ich weg.

Der Raum war wie immer in seinen Stunden überfüllt, und nun konnte man 25 Leute hören, die auf die eine oder andere Art und Weise zum Ausdruck brachten, wie schade sie das fanden. Ob er es sich nicht noch mal überlegen wolle, wurde er gefragt, und dass er der Beste sei, bekam er zu hören. Es gab einen kleinen Tumult, alles redete durcheinander, und Kim lächelte, wirkte aber keineswegs stolz. Unsere Reaktionen schienen ihn in seiner Entscheidung nur zu bestärken:

- Yoga soll das Ego plätten, nicht fetten, sagte er. So ... Wir beginnen die Stunde in der Rückenlage ...

Die nächsten sechs Jahre sollte ich Kim nicht mehr sehen.

Zuerst die anderen

Wie jedes andere System zur Entwicklung ist auch Yoga ein Regelwerk. Man beruft sich auf Patanjalis Yoga-Sutren, in diesem kurzen, 196 Merksätze umfassenden Sanskrittext wird der Weg zur Erleuchtung beschrieben, der sich in acht Stufen gliedert. Von *astau* «acht» und *anga* «Glied» leitet sich der Sanskritname Ashtanga Yoga ab.

Als Ashtanga Yoga wird verwirrenderweise aber auch eine bestimmte Richtung des Hatha-Yoga bezeichnet, wobei Hatha-Yoga ein Sammelbegriff für alle körperlich orientierten Systeme ist, wie sie heute im Westen verbreitet sind, egal, ob sie sich Jivamukti, Vinyasa, Anusara, Iyengar, Bikram, Tri, Power oder Sonst-wie-Yoga nennen und im Angebot moderner Yogastudios und Fitnesscenter sind. Fast alles, was heute als Yoga vermarktet wird, fällt unter den Oberbegriff Hatha Yoga: Es wird geatmet und sich bewegt.

Hatha wird üblicherweise als Ha «Sonne» und Tha «Mond» übersetzt, und so gedeutet, dass Energien harmonisiert werden sollen, um zur Vereinigung mit dem Göttlichen zu gelangen. Eine andere Übersetzung findet man bei den meisten wissenschaftlichen Auseinandersetzungen mit dem Thema, da wird Hatha nämlich als Kraft, Hartnäckigkeit, Gewalt ins Deutsche übertragen und so gedeutet, dass der Begriff die körperliche Anstrengung betont, die hier notwendig ist.

Auch das Wort Yoga (eingedeutscht eigentlich Joga) wird je nach Lesart als Vereinigung oder als Joch gedeutet, unter das man sich begibt, auf der Suche nach dem Einswerden mit dem Göttlichen.

Yoga ist ursprünglich ein philosophisches System und kennt viele Wege zum Ziel, wie zum Beispiel den des Bhakti Yoga, wo es in erster Linie um die Hingabe zu

Gott geht, um Gebete, Meditation, Gesang, Versenkung. Oder den Weg des Nada-Yoga, des Yoga des Klangs, wo der Übende seine Aufmerksamkeit auf Schall und Schwingungen konzentriert.

Als Swami Vivekananda 1893 in Chicago beim Weltparlament der Religionen sprach und bei seinem vielumjubelten Auftritt indische Religiosität und Yoga im Westen bekannt machte, war Hatha Yoga noch eine Disziplin, der man sowohl im Osten als auch im Westen gemeinhin mindestens skeptisch begegnete. Vivekananda selbst lehnte die körperlichen Praktiken des Hatha Yoga ab, *damit haben wir hier nichts zu tun, weil diese Praktiken sehr schwer sind, nicht an einem Tag gelernt werden können und letztlich ohnehin kaum zum spirituellen Wachstum beitragen.*

Vivekananda lehnte die heute vorherrschende Form des Yoga ab, betrachtete sie als eine Art Gymnastik. Sein Weg war der des Raja Yoga, wie Patanjalis System auch genannt wird.

Die ersten beiden Glieder der Kette in diesem Regelwerk beschäftigen sich mit Moral. Zunächst sind da die fünf Yamas, die Enthaltungen oder Regeln im Umgang mit den anderen. Das erste dieser Yamas lautet Ahimsa, was meistens mit Gewaltlosigkeit übersetzt wird und auch dahingehend interpretiert wird, dass man kein Fleisch essen darf, weil das Töten von Tieren Gewalt erfordert.

Desikachar, der Sohn des Krishnamacharya, des Mannes, der maßgeblich dafür verantwortlich ist, dass Yoga keine Geheimlehre mehr ist und in seiner heutigen Form im Westen Verbreitung gefunden hat, übersetzt Ahimsa allerdings mit überlegtem und behutsamen Handeln, allem gegenüber, was lebt, besonders Lebewesen, die hilflos sind oder die sich in Schwierigkeiten befinden.

Ahimsa wird zudem so gedeutet, dass man sich auch

sich selbst gegenüber der Gewalt enthalten, also zum Beispiel seine Grenzen in der Yogapraxis achten sollte und nicht mutwillig versuchen sie zu überschreiten.

Ahimsa, ein Konzept, das auch durch Gandhi im Westen bekannt geworden ist und das von vielen Yogis mit erstaunlicher Vehemenz vertreten wird. Gewaltlosigkeit kann ja nichts Schlechtes beinhalten.

Ahimsa müsste aber in letzter Konsequenz auch bedeuten, dass man die Grenzen der anderen achtet und deren Fleischkonsum zum Beispiel nicht verurteilt, selbst wenn man selber diese erste Enthaltung dahingehend versteht, dass man sich vegetarisch oder vegan ernährt.

Es ist erstaunlich, welchen Anfeindungen man ausgesetzt sein kann, nur weil man zu dumm ist zu verstehen, was es bedeutet, ein Steak zu essen. Anfeindungen von Leuten, die ihrerseits zu dumm sind zu verstehen, dass nicht nur Tiere Rechte haben, sondern die Freiheiten des Menschen nicht an Bedingungen geknüpft sein können.

Die zweite Regel ist Satya, was als Wahrhaftigkeit oder als *nicht lügen* übersetzt wird. Laut B. K. S. Iyengar, einem der berühmtesten Schüler Krishnamacharyas, gibt es vier Sünden des Wortes: *Missbrauch, Obszönität, Verleumdung oder falsche Aussage und verspotten dessen, was anderen heilig ist.* Nicht nur sollte man nicht lügen, sondern auch diese vier Sünden unterlassen, wobei der Begriff Missbrauch sicherlich den größten Interpretationsspielraum lässt.

Über diese Enthaltung von der Lüge wird unter modernen Yogis in der Regel nicht viel diskutiert, weil sie offenkundig scheint. Doch wir leben in einer Welt, in der einem vieles als Wahrheit verkauft wird und es zahlreiche miteinander konkurrierende Modelle gibt, die den Anspruch darauf erheben Realität abzubilden.

Lügt jemand, der behauptet, Yoga würde in den letzten Jahren immer mehr Verbreitung finden? Oder bezieht er sich in erster Linie auf die USA und auf Europa? Missbrauchen Yogalehrer die Worte, wenn sie immer nur von Glück und Transformation reden und so tun, als gäbe es keine Rückschläge, persönliche Krisen, schlechte Eigenschaften und Zweifel? Gibt es Versprechungen, die nicht eingehalten werden? Ist es nicht eine falsche Aussage, zu behaupten, Yoga würde zur Vereinigung mit dem Kosmos führen, wenn man diese Vereinigung selber noch nie dauerhaft erfahren hat?

An dritter Stelle steht Asteya, in der Regel als nicht stehlen oder nicht begehren von Dingen, die einem nicht gehören, übersetzt. Der Yogi eignet sich nicht nur kein fremdes Eigentum an, sondern er versucht auch den möglichen Wunsch danach auszumerzen. Demjenigen, der fest im Nicht-Stehlen gegründet ist, versprechen Patanjalis Verse Kostbarkeiten. Was manchmal mit Juwelen übersetzt wird.

Die wenigsten Yogis im Westen können Sanskrit und auch indische Praktizierende sind dieser Sprache nicht unbedingt mächtig. Man ist gezwungen sich die zahlreichen Übersetzungen und Kommentare zu den Sutren anzusehen oder einem Gelehrten zu glauben.

Pattabhi Jois, ein weiterer berühmter Yogalehrer und Schüler Krishnamacharyas, war ein Sanskritgelehrter und somit kompetent. Doch sein Englisch war so schlecht, dass man davon ausgehen kann, dass es zu Missverständnissen gekommen ist.

Doch selbst bei einem Sanskritgelehrten wie dem Deutschen Max Müller bleiben Zweifel, da es schwierig ist, mit Bestimmtheit festzustellen, welche Bedeutungsverschiebungen die Worte im Laufe der Jahrhunderte erfahren haben und wie viel ideologische Färbung in die Übersetzung mit eingeflossen ist. Auch Max Müller stand dem Hatha Yoga mehr skeptisch gegenüber.

Alan Watts, ein englischer Religionsphilosoph, der sich eingehend mit östlicher Spiritualität beschäftigt hat, erzählt die Geschichte, wie er von einem amerikanischen Professor für Sanskrit angefahren wurde, er könne sich zu einem bestimmten Thema kein Urteil erlauben, weil er ja kein Sanskrit könne. Und Watts entgegnete: Wieso, sind Ihre Übersetzungen so schlecht?

Der gesamte Vers mit den Yamas lautet: *ahimsa satya asteya brahmacharya aparigraha yama*.

Doch das hilft nicht weiter. Brahmacharya ist also die vierte Regel und wird häufig als Keuschheit oder Enthaltsamkeit übersetzt. In Desikachars Übersetzung, die darauf zu zielen scheint, Yoga auch Menschen nahezubringen, die sich keiner strengen Disziplin unterwerfen mögen, taucht Brahmacharya als Mäßigung in all unserem Tun auf. Wohingegen der Religionswissenschaftler Eliade ein halbes Jahrhundert vor ihm betont, dass nicht nur sexuelle Aktivitäten verboten sind, sondern auch die Versuchung selbst sublimiert werden muss.

Die letzte Enthaltung ist Aparigraha, was je nach Kommentator gedeutet wird, als keine Geschenke annehmen, keinen Besitz horten, sich beschränken auf Dinge, die einem zustehen und die man braucht.

Laut dem Yogi Andrey Lappa ist die Reihenfolge der Regeln nicht zufällig, sondern hierarchisch. Jemanden, der vor Verfolgern flieht und dem Schmerzen drohen, braucht man nicht zu verraten. Man darf also auf die Frage nach seinem Verbleib lügen. Gewaltlosigkeit ist wichtiger als Wahrheit.

Ob man trotz Enthaltsamkeit auch Sex haben darf,

um einen Menschen nicht mit Zurückweisung zu verletzen, verrät Lappa nicht.

Die ältesten und führenden Kommentare zu Patanjalis Yoga-Sutren, die ursprünglich mündlich weitergegeben wurden, werden dem Weisen Vyasa zugeschrieben. Ihm zufolge haben alle fünf Yamas ihren Ursprung im ersten Yama, der Gewaltlosigkeit. Lügen verformt die Realität gewaltsam, stehlen bedeutet sich Besitztümer unrechtmäßig anzueignen. Enthaltsamkeit bedeutet, seinem Körper keine Gewalt anzutun, indem man die Kräfte der Zeugungsfähigkeit, also seine Energie verschleudert. Auf diesen Gedanken war ich bei meiner Beschäftigung mit Tantra auch gestoßen. Samen war wertvoll und musste im Körper verbleiben. Inwieweit das mit der Keuschheit nun auch für Frauen galt, die kein kostbares Sperma zu verlieren hatten, konnte ich nirgends herausfinden.

Das Anhäufen von Besitz bedeutete, seinem Herzen Gewalt anzutun, indem man es an weltliche Güter hängte.

Diese Yamas, was wörtlich Kontrolle bedeutet, wenn wir den Übersetzungen glauben dürfen, sind im Grunde zunächst simpel und leicht nachvollziehbar. Doch je mehr ich las, desto weniger war ich davon überzeugt, dass irgendjemand Recht hatte oder hier eine Wahrheit verkündet wurde. Patanjalis Text ist einfach einer der ältesten erhaltenen Texte und zudem sehr komprimiert, jeder Kommentator, der ein wenig geschickt ist, kann ihn so deuten, wie es ihm opportun erscheint.

In der *Gheranda-Samhita*, einem anderen Yogatext, der vermutlich aus dem 18. Jahrhundert stammt, wird Yoga nicht als acht-, sondern als siebenstufiges System beschrieben und moralische Regeln finden überhaupt keine Erwähnung.

Der Religionswissenschaftler David Gordon White, der selber Hatha Yoga praktiziert, beschreibt den Yogi vergangener Zeiten als eine Art Hexer, der in den indischen Dörfern, in denen er auftauchte, Angst und Schrecken verbreitete, Kinder klaute und Tote hinterließ.

Im Internet kann man sich Videos anschauen von Sitzen, die so konstruiert sind, dass es wirkt, als würde ein Yogi die Levitation gemeistert haben und mühelos schweben.

Mit der Moral, wie wir sie in Patanjalis Versen finden, hat das nichts zu tun, und somit scheinen die Yamas auch nicht ein Fundament zu sein, das unverzichtbar ist, wenn man in anderen Disziplinen fortschreiten möchte.

Doch ich wollte ein besserer Mensch werden. Ich wollte Regeln, an die ich mich halten konnte, ich wollte diesen Yogaweg ganz gehen, weil die Vorzüge der Asanas mein Interesse geweckt hatten. Aber ich wollte nicht auf Sex verzichten. Ich wollte immer noch gerne lernen meinen Samen für mich zu behalten, ich wollte surfen können auf diesen nicht enden wollenden Orgasmuswellen, ich wollte Frauen riechen, fühlen und schmecken, ich wollte diese Begierde nicht loswerden.

Sex war manchmal eine der wenigen verbleibenden Möglichkeiten Glück zu erleben und es kam vor, dass er einem den Boden unter den Füßen wegzog und einen in die Unendlichkeit beförderte. Wenn es auch selten geschah und nur kurz währte.

Mein Wille und mein Ehrgeiz gingen weit, aber in diesem Fall hielt ich mich an Desikachars moderne Übersetzung. Mäßigung. Verzicht konnte ich mir einfach nicht vorstellen.

Bei weiterer Lektüre stieß ich dann in der Hatha-Yoga-Pradipika, einer klassischen Yogaschrift aus dem Mittelalter, auf die Übung des vajrolimudra, die zu übernatürlichen

Kräften führen sollte und beim Geschlechtsverkehr durch Aufwärtsziehen der entstehenden Flüssigkeiten praktiziert wurde. Möglicherweise war damit einfach die Zurückhaltung des Samens gemeint, wie sie mir in den Büchern über Tantra begegnet war. Einige Übersetzer und Kommentatoren ließen die Stellen, die sich mit dieser Praktik beschäftigten, aus oder interpretierten sie dahingehend, dass sie nur symbolisch für innere, energetische Vorgänge zu verstehen seien. Das schien mir mehr über die Kommentatoren zu sagen als über die Natur des Menschen. Sex ist die Sehnsucht des Lebens nach sich selbst, und die lässt sich nicht sublimieren oder ignorieren, sie ist da, und die Hatha-Yoga-Pradipika verspricht jedem, der diese Technik meistert, übernatürliche Kräfte, selbst jenen, die sonst nicht alle Regeln befolgen.

Wie hatten die Yogis diese Technik entdeckt, wenn nicht durch das Praktizieren von Sex? Es ging möglicherweise nicht um die Mäßigung oder Verzicht, sondern um eine Haltung dem Leben gegenüber.

Dann erstmal selber

Patanjalis Pfad zur Erleuchtung führt von außen nach innen. An zweiter Stelle stehen die Regeln im Umgang mit sich selbst. Saucha ist die erste, Reinheit, was sich auf Körper und Geist bezieht. Das Hatha Yoga kennt verschiedene Techniken zur Reinigung des Körpers, das Trinken und Erbrechen von Salzwasser, das Schlucken von Gaze, um den Magen von innen zu reinigen, das Hochziehen von Wasser in den Darm, während man mit einem Rohr im Anus in einem Fluss steht. Aber auch das Spülen der Nase, das Schaben der Zunge. Wenn man nach dem morgendlichen Schaben der Zunge sieht, was da im Waschbecken landet, und wenn das tatsächlich Giftstoffe sein sollten, die sich da über Nacht als Belag auf der Zunge gesammelt haben, kann es motivierend sein, sich das zur täglichen Gewohnheit zu machen.

Nasenspülkännchen und Zungenschaber sind mittlerweile in vielen Drogeriemärkten erhältlich, was als Zeichen dafür dienen könnte, wie weit Yoga und yogische Techniken verbreitet sind. Oder als Zeichen dafür, dass wir in Zeiten leben, in denen man den Leuten alles verkaufen kann, wenn man ihnen nur verspricht, dass es zu ihrem Wohlbefinden beiträgt. Gürtel, die beim Abnehmen helfen, indem sie die Bauchmuskeln elektrisch stimulieren, futuristisch gestaltete Geräte, die Sit ups wie eine Übung aus dem letzten Jahrhundert aussehen lassen, Stair Stepper, weil die Treppen im Haus nicht reichen und man auch sonst immer Aufzug fährt. Gymnastikbänder und ganze Yogasets inklusive Block und Band und Entspannungs-CD, die bei Discountern gekauft werden, weil sie Schnäppchen sind und Schnäppchen besonders gut im Keller vermodern.

In einer Welt, in der alles auf Konsum und Profit zu

basieren scheint, ist es schwer den Geist rein zu halten. Man ist bis oben hin angefüllt mit Reizen, Versprechungen aus der Werbung, Informationen aus dem Netz und Nachrichten, die den Namen nicht verdienen, weil Meinungen oder Absichten wiedergegeben werden, aber keine Inhalte.

Man kann nicht überall abschalten und es ist leichter Gaze zu schlucken, als dem Müll zu entkommen, der den Geist verunreinigt. Oder zumindest ablenkt.

Die zweite Regel Santosha wird als Heiterkeit oder Zufriedenheit übersetzt und so gedeutet, dass man nicht nach mehr gieren sollte, als man besitzt, und nicht ständig nach Dingen und Eigenschaften trachtet, die man nicht hat. Doch Genügen kennen und Bescheidensein ist schwer, wenn man jeden Tag die Warenwelt vor Augen hat und ständig neue Bedürfnisse erfunden werden. Und wenn es nicht Waren sind, möchte man Erfolg oder Ruhm oder Geld oder Anerkennung, man will Sex oder jemanden, der einen im Arm hält, man will reisen und die Welt sehen. Oder man möchte eine schwierige Asana meistern oder mehr Zeit zum Meditieren haben. Man will dem Lärm und den Giften um sich herum entkommen oder auch nur dem stupiden Gerede, das zu hören man gezwungen ist, weil man etwa in der Bahn sitzt.

Heiterkeit, gelassene Heiterkeit, ist schwer zu erreichen.

Die dritte Regel ist Tapas, was gemeinhin mit Askese übersetzt wird. Man soll im Stande sein extreme Hitze oder Kälte, Hunger und Durst auszuhalten. Die Deutung, die sich etwas davon entfernt, mir aber am ehesten einleuchtet, ist die, dass es in erster Linie nicht um Askese geht, sondern darum, den Willen zu schulen.

Mein Wille und meine Disziplin hatten mir geholfen Schriftsteller zu werden, hatten mir geholfen den Kopfstand schnell zu lernen, zehn Kilo an Muskelmasse zuzunehmen, aufzuhören zu trinken. Tapas erschien mir eine Regel, der ich folgen konnte.

Darauf folgte Svadhyaya, das Studium der Schriften und die Selbstbeobachtung. Es war meine Gewohnheit viel zu Themen zu lesen, die mich interessierten, doch Bücher und Autoren widersprachen sich, es schien so viele Wahrheiten zu geben wie Menschen, die sie verbreiteten. Nichts war gewiss, und egal welcher Meinung man war, man konnte immer Texte zusammentragen, um dieser Meinung vermeintlich Gewicht zu leihen. Hitler hatte auch zahlreiche Bücher gelesen, die ihn beeinflussten. Ebenso wie Gandhi.

Wörtlich übersetzt bedeutet Svad «Selbst» und Hyaya «Studium», lernen wir bei Iyengar. Somit würde das Studium von Schriften, wie dieser Vers in der Regel ausgelegt wird, nicht zwingend sein.

Der Mensch, der Svadhyaya übt, liest sein eigenes Lebensbuch im gleichen Augenblick, in dem er es schreibt und überprüft, kann man im gleichen Abschnitt lesen. Sich selber hinterfragen würde man es wohl moderner ausdrücken, doch nur einige Zeilen weiter heißt es:

Dieses Studium der heiligen Bücher aus aller Welt, gibt dem Schüler die Möglichkeit, sich auf schwere Lebensprobleme zu konzentrieren und diese zu lösen, wenn sie auftreten.

Heilige Schriften aus aller Welt. Geht es nicht eine Nummer kleiner? Allein die Anzahl ist unüberschaubar, wenn man die ganze Welt als Grundlage nimmt, von der Lektüre wollen wir gar nicht reden. Das *Popol Vuh*, die *Veden*, die *Bibel*, das *Ägyptische Totenbuch*, das tibetische *Bardo Tödröhl*, das *Tao te king*, der *Koran*, der *Pali-Kanon*, die *Mahayana-Sutren*, die *Thora*, allein die bekanntesten zu studieren, war nahezu eine Lebensaufgabe.

Bei Rampuri kann man lesen: *Okay, du kannst Adi Shankaras Bücher kaufen, aber sogar wenn du verstehen kannst, was er in Sanskrit sagt, wirst du entdecken, dass dazu der Kommentar der Tradition fehlt – die Interpretation eines Lehrers, der Klang der Stimme des Gurus fehlt, und die geschriebenen Worte an sich haben keine Bedeutung. Für sich selbst sind Bücher nutzlos, ob alt oder modern.*

Ich lese die Welt, heißt es ebendort. *Es ist alles in Zeichen geschrieben und aus irgendeinem Grund hat Gott mich des Lesens kundig gemacht.*

Was hatte das Lesen all den Menschen im Literaturbetrieb gebracht? Und den ganzen Religionswissenschaftlern? Was hatte Lesen mir gebracht? Außer einem zeitweiligen Trost und einem kurzlebigen Vergnügen? Es hatte meine Sehnsucht genährt, meinen Ehrgeiz, manchmal, bei besonderen Autoren auch meinen Neid, aber es hatte nicht zu Santosha beigetragen, zur Gelassenheit.

Gott. Das letzte der sogenannten Niyamas. Ishvarapranidhana. Die Hingabe an den Höchsten. Die Einsicht, dass man ein winziger, unbedeutender Teil einer Schöpfung ist und sich nicht durch Stolz und Eitelkeit aufblähen sollte. Wie ich es immer noch gerne tat.

Doch der Glaube an Gott beinhaltete für mich auch ein Vertrauen, das ich einfach nicht besaß. *Jahjah watch over me.* Wie sollte ich mich einer Kraft hingeben, an der ich zweifelte? Die mir keine Zeichen schickte. Wenn ich fähig wäre, mich ganz in die Hände Gottes zu begeben, wäre das dann nicht etwas Ähnliches wie Erleuchtung?

Mutter Teresa hatte in Indien, in einem Zug nach Darjeeling, die Stimme Jesu vernommen, die ihr sagte, sie solle in Kalkutta den Ärmsten der Armen dienen.

So groß musste das Zeichen nicht sein, ich brauchte

keine Stimme zu hören, aber wenigstens ein Gefühl von Nähe hätte ich gerne gehabt, eine Ahnung davon, dass der Herr wirklich präsent war und nicht einfach eine Erfindung von Menschen.

In dem Sutra, das an die Yamas und Niyamas anschließt, heißt es: Zweifel können durch die Kultivierung heilsamer Gedanken neutralisiert werden.

- Es ist, als ob zwei Wölfe in meinem Herzen kämpfen, erzählte ein Indianer, der viel Leid erfahren hatte, seinem Enkel. Der eine ist ein Wolf voller Rachegedanken und Gewalt. Der andere ist verzeihend und voller Mitgefühl.

- Welcher Wolf wird den Kampf gewinnen?, fragt der Enkel.

- Der Wolf, den ich füttere.

Das war eine Geschichte, die Kim erzählt hatte und die mir half, weil sie eine Richtung vorgab.

Noch sechs Stufen

In Patanjalis System folgen noch sechs weitere Glieder, die über Moral hinausweisen. Sie bauen aufeinander auf, sind aber nach allgemeinem Verständnis nicht einzeln zu betrachten, sondern bedingen sich gegenseitig. Nach Niyama kommt Asana, die Körperübungen, das Hatha Yoga, so wird es zumindest von den meisten modernen Yogaschulen interpretiert. Doch andere Betrachtungen gehen davon aus, dass mit Asana ursprünglich nur die Sitzhaltung gemeint war, die man zur Meditation einnahm. Dafür würde sprechen, dass in den meisten Yogaschriften die Beschreibung verschiedener stabiler Sitzpositionen viel Raum einnimmt. Dafür würde auch sprechen, dass sich bei Patanjali kaum Sutren finden, die sich mit Asanas beschäftigen.

Nach den Haltungen oder Sitzhaltungen kommt Pranayama, die Kontrolle des Atems, beziehungsweise die Kontrolle der Lebensenergie, wie Prana auch übersetzt wird, eine weitere zunächst physische Disziplin. Doch der Atem ist zugleich die Schnittstelle zwischen Körper und Geist. Ist der Atem ruhig und entspannt, ist es leichter den Geist zu fokussieren und das Tempo der willkürlichen Assoziationen zu vermindern.

Geist und Atem sind vermischt wie Milch und Wasser. Beide sind in ihren Tätigkeiten gleichartig. Wo Atem ist, beginnt der Geist mit seinen Tätigkeiten, und wo der Geist tätig ist, beginnt Prana seine Tätigkeiten, steht in der *Hatha-Yoga-Pradipika*. Wer beides kontrollieren kann, erfährt Moksha, Befreiung.

Auf diese Kontrolle folgt Pratyahara, das Zurückziehen der Sinne, das Abschalten von der Außenwelt, die Unabhängigkeit von den Einflüssen der direkten Umgebung. Ein wünschenswerter Zustand, aber schwer zu erreichen im Chaos und Lärm einer Gesellschaft, die auf die schnelle Vermittlung von Informationen ausgerichtet ist.

Dharana, die Konzentration auf einen Gegenstand oder Gedanken, mündet in Dhyana, der Meditation, die das vorletzte Glied in der Kette ist. Die spirituelle Szene ist voller Menschen, die das Zurückziehen der Sinne, die Konzentration und die Meditation nach eigenen Angaben weitgehend gemeistert haben, doch die letzte Stufe, Samadhi, die Erleuchtung, das Erkennen der All-Einheit, die Erlösung vom Leid und vom Kreislauf der Wiedergeburten will sich einfach nicht einstellen.

Freu dich einfach öfter

Die drei Momente des Tages, an denen ich lächeln konnte, verpasste ich kaum noch. Und wenn es drei waren, konnten es auch fünf oder sechs werden.

Die Erfahrung zeigte mir, dass Freude genauso trainierbar war wie Kraft, Flexibilität und Ausdauer. Ein Lächeln, ein dankbares Wort kamen einem viel leichter über die Lippen, wenn man es täglich mehrmals tat.

Gleichzeitig versuchte ich die Gelegenheiten, mich aufzuregen, ungenutzt verstreichen zu lassen. Wenn ein Autofahrer mich übersah, wenn ich in der Warteschleife eines Callcenter festhing, wenn während der Yogastunde ein Mobiltelefon klingelte.

Es wurde zwar viel von Toleranz und Mitgefühl geredet, aber ein Klingeln während der Stunde war für die meisten ein Grund, sich demonstrativ, aber dennoch dezent zu echauffieren ob dieser Unaufmerksamkeit.

Ich nahm das Klingeln als Anlass mich in Gleichmut zu üben.

Es ging mir gut, und es war leicht, die Freude auch zu verbreiten, die Kassiererin im Supermarkt anzulächeln, einem Freund einfach mal ein Geschenk mitzubringen, Unbekannte, die in der Schlange hinter einem standen, ins Kino einzuladen, Komplimente zu machen, anstatt sich zu beschweren. Kritik zu üben fällt leicht, aber Lob aussprechen sollte genauso leicht sein.

Es wurde leichter mit Frustrationen umzugehen, das Leben ohne diesen Ernst zu betrachten, der existentiell werden konnte.

Man kann nicht besser sein als das, was einen umgibt, nicht auf die Dauer, heißt es bei Peter Høeg. Das schien mir eine Wahrheit, doch wenn man gut gestimmt war, wenn man keine Missklänge erzeugte, dann konnte man seine Umgebung mitformen und eher auf die leichte Schulter nehmen.

I'll set myself free first, the rest can wait, schreit Rodney Orpheus. Das war kein Egoismus, denn zunächst musste man sich um sich selbst kümmern, und das gelang mir eine Zeitlang außerordentlich gut.

Auf dem Kamm dieser Freudenwelle sprach ich mit einer Kollegin, aus deren Sätzen immer Verwirrung und Trauer sprach. Wie man denn leben sollte, wenn man jetzt schon so alt geworden war, wenn man sich durch etwas, wofür man nichts konnte, von den meisten anderen unterschied, warum man einfach keinen Platz fand in dieser Welt, in der sich die Mitmenschen anscheinend heimisch fühlten, wo es denn Hilfe geben konnte und warum Sex keine Lösung bot, sondern nur eine Atempause, das waren die Fragen, die in ihren Büchern brannten und wahrscheinlich dazu beitrugen, dass wir uns gut verstanden.

- Man muss sich einfach öfter freuen, sagte ich. Man muss zusehen, dass es einem gut geht. Das Wohlgefühl hält ja dann eine Weile und trägt einen.

- Was soll ich denn tun?, fragte Silvia.

- Fühlst du dich gut nach dem Schwimmen?

- Ja.

- Dann geh einfach öfter schwimmen.

- Das führt doch zu nichts.

- Doch, behauptete ich. Zu einem positiven Grundgefühl.

Weder damals noch zu irgendeinem anderen Zeitpunkt habe ich versucht, jemand zum Yoga zu bringen. Das Glück der anderen liegt nicht unbedingt dort, wo man sein eigenes sucht.

Silvia schüttelte den Kopf, und ich glaubte, dass sie zu faul war, zu undiszipliniert, zu pessimistisch, zu träge, zu irgendetwas. Später würde ich noch öfter an dieses Gespräch denken und an dieses resignierte Kopfschütteln, Jahre später.

Ich hatte zwar keinen missionarischen Eifer, doch ich glaubte schon, dass die Welt zu einem besseren Ort werden würde, wenn sich alle mehr freuten. Wenn alle in dieser Stadt ständig lächelten, dann wären die Straßen voller freundlicher Gesichter.

Es ist wahrscheinlich universell. Wenn man glaubt, dass das eigene Leben auf irgendeine Art besser ist als das der anderen, dann verfällt man auch dem Irrtum, die anderen müssten etwas ändern.

Das mit der Freude war einfach. Die Sache mit Gott war schwerer. Ich führte seinen Namen in meinem Mund wie einen Kaugummi, ich war bereit zu glauben, dass dieses Leben nur ein Geschenk war, eine Leihgabe und dass wir alle Geschöpfe des Einen waren.

Ich versuchte diesen Glauben zu kultivieren, ihn so lange in mir zu tragen, bis er fest wurde, doch er bekam nicht mal die Konsistenz von Pudding.

Wir waren alle gleich vor seinen Augen, und Glauben hieß doch, die Welt durch die Augen des Herrn betrachten zu können. Glauben hieß doch, so zu sein wie Jesus, so friedvoll, dass es mich als Kind verstört hatte. Glauben hieß doch auch Güte und Wohlwollen und so viel Platz im Herzen, dass alle und alles reinpassten, Glauben hieß doch, dass man dieses Leben liebte, in dem alles mit allem verbunden war.

Allein daran haperte es bei mir. Ich fühlte mich nicht verbunden. Sobald ich auf die Straße ging, blickte ich in Gesichter von Menschen, die ich zwar anlächeln konnte, von denen ich mich aber weiter entfernt fühlte als von der Erleuchtung. Ich sah verkniffene Mienen, hörte harsche Worte, sah die bleichen, kranken Gesichter, die Körper gezeichnet von schlechter Ernährung, zu vielen Zigaretten und zu wenig Bewegung, eine Quelle ständigen Schmerzes. Menschen, die einen von hinten schoben um schneller einzusteigen, während andere noch mit Aussteigen beschäftigt waren.

Ich war umgeben von Menschen, deren dringendere Gedanken sich um Benzinpreise drehten, um billige Diäten und nichtige Versprechungen, um Frisuren und Fernseher, um Rechner und Ratenzahlungen, um Schnaps und Schicksen, um ein Fernsehprogramm, auf das sie lieber schimpften, als es auszuschalten. Menschen, die lieber recht hatten, als glücklich zu sein. Wie sollte ich mich mit denen verbunden fühlen, wie sollte ich ihnen mit Wohlwollen begegnen?

Natürlich hatte ich die Zeiten nicht vergessen, in denen ich die Glücklichen, diejenigen, die sich über jeden Scheißdreck freuen konnten, verachtet hatte und dem Glauben verfallen war, Melancholie oder gar Zynismus würden mich zu jemand Klügerem machen, der mehr vom Leben verstand.

Nun freute ich mich mehr und öfter, aber nicht über PS-Zahlen, Tore, Schuhe, Handtaschen, Ostereier oder Eroberungen. Aber waren meine bevorzugten Objekte der Freude denn etwa besser? Ich war nicht mehr so engstirnig, wenn es um die Dinge ging, an die man seine Freude knüpfte, warum sollte ein Flachbildschirmfernseher denn schlechter sein als ein neuer Kopfhörer mit deutlich besserem Klang?

Doch ich hatte immer noch das Gefühl, dass Menschsein für mich etwas anderes bedeutete als für die anderen. Wie sollte ich da so etwas wie Liebe empfinden für diese Geschöpfe des Allmächtigen?

Der Mensch, der in der Umkleide erzählt hatte, wie er das Hotelbett hochkant gestellt hatte, berichtete neuerdings wiederholte Male stolz, dass er seinen Wecker nicht mehr auf fünf Uhr, sondern auf halb fünf stellte, damit er nach seiner Morgenmeditation noch eine halbe Stunde Atemübungen machen konnte.

Halb fünf, im Januar, in Deutschland, es kam mir bekloppt vor, auch wenn ich mittlerweile fünf bis sechs Tage in der Woche Yoga machte. An manchen Tagen ging ich sowohl zur Morgenstunde als auch zur Abendstunde. Auch wenn ich zu Hause noch selbstständig Atemübungen machte, auch wenn ich durchaus die Disziplin besessen hätte – halb fünf, jeden Morgen …

Wie sollte ich mich mit jemandem verbunden fühlen, der den Schlaf nicht liebt? Der glaubt, wir seien aus einem anderen Grund hier, als zu schlafen und zu träumen. Es war egal, wie viel Yoga wir gemeinsam übten, uns trennte weit mehr als nur die Weckzeit.

Kontrolle der Energie

Die dritte Stufe des achtgliedrigen Yogapfades ist Asana, die Stellungen, in die sich der Körper begeben kann. Obwohl sich nahezu alle modernen Schulen des Yoga auf die Yoga-Sutren des Patanjali beziehen, kann man in seinen Versen nur sehr wenig zu dieser Disziplin erfahren. Es werden keine einzelnen Asanas erklärt oder benannt. Ob Kopfstand, Schulterstand, Vorwärtsbeuge, Rückbeuge, Wirbelsäulendrehung, Gleichgewichtsübung, Asana ist nach Patanjali möglicherweise ein Sammelbegriff für alle Haltungen, und die sollten gemäß einem Sutra fest und angenehm sein. Vielleicht meinte Asana bei Patanjali aber auch nur einen Meditationssitz.

Es wunderte mich, dass die anerkannten Yogarichtungen in erster Linie Asanas unterrichteten, aber immer wieder die Yoga-Sutren zitierten, in denen Asanas eine äußerst marginale Rolle einnahmen. Sie unterstellten Yoga eine Moral und behaupteten, dass sie diese Moral auch selber lebten. Was hätten sie auch sonst tun sollen, die Verrenkungen, die sie beherrschten, konnte man in jedem besseren Zirkus bewundern.

Die Haltungen, die wir ausführten, sollten den Körper auf die Meditation vorbereiten, hieß es. Oder dass wir als Westler nun mal den Zugang zur Spiritualität am schnellsten über den Körper fänden. Dass in einem Körper, den man beherrschen konnte, auch der Geist leichter zu beherrschen war.

Das konnte ich bestätigen. Seit einiger Zeit fiel es mir nicht mehr schwer, längere Perioden aufrecht zu sitzen, weder der Rücken noch die Knie meldeten sich, die Muskeln wurden nicht müde, und es gab weniger Ablenkung von dem Konzentrationspunkt, den man sich gesucht hatte. Oder auch mehr Ablenkung, je nachdem wie man es anfing. Man konnte seinen Körper einfach verlassen und sich im Geist auf eine weite Reise begeben, den Assoziationen freien Lauf lassen, und kein Zwicken oder Zwacken rief einen zurück aus den Weiten des eigenen Hirnes, in denen man sich kaum auskannte, wenn man ehrlich war.

Doch die Grundvoraussetzung für langes Sitzen verbesserte sich, das war nicht zu leugnen.

Jeder, der sich eine Weile eingehend mit Yoga beschäftigt, stößt früher oder später auf die Yoga-Sutren des Patanjali und hört seinen Namen so oft, dass er ihn stets parat hat. Doch nicht alle Yogis wissen aus dem Gedächtnis, wie der Autor der *Hatha-Yoga-Pradipika* heißt, die aus dem 14. oder 15. Jahrhundert stammt und in der viele der Haltungen, wie wir sie heute kennen und üben, beschrieben sind.

Dort, bei Svatmarama, gibt es nicht fünf Niyamas wie bei Patanjali, sondern gleich zehn solche Regeln im Umgang mit sich selbst, die sich auch in weiteren alten Schriften finden, wie zum Beispiel den Upanishaden, die auf vorchristliche Zeit datiert werden.

Die Adepten sollen zum Beispiel Mantren rezitieren, Gelübde ablegen, geben ohne Gegenleistung zu erwarten. Diese Regeln sind schon in den Enthaltungen des Patanjali eingeschlossen, könnte man argumentieren, das Ablegen von Gelübden ist zum Beispiel nichts anderes als eine Übung in Tapas, der Stärkung des Willens.

Doch eine solche Diskussion findet meist schon deshalb nicht statt, weil man von den zehn anstatt fünf Niyamas nur erfährt, wenn man selber anfängt zu graben und nicht Astikya betreibt, ein weiteres Niyama der *Hatha-Yoga-Pradipika*, das verlangt, dass man fest an den Lehrer, dessen Lehren und an den Pfad zur Erleuchtung glaubt, den man beschreitet.

Mir mangelte es an diesem Glauben, was mich möglicherweise zu einem schlechten Schüler machte. Die Notwendigkeit, sich einem Lehrer, einem Guru, zu unterwerfen, wurde immer wieder betont. Guru, was wörtlich bedeutet, der, der Licht ins Dunkel bringt. Doch dazu musste ich erstmal jemanden finden, dem ich das Leuchten abkaufte.

Ich selber war in einem Geschäft, in dem bestimmte Menschen die Definitionshoheit darüber hatten, was gute Literatur war und was nicht, und denen glaubte ich kein Wort, wieso sollte ich Lehrern in Yogaschulen blind vertrauen?

Da waren mir die Lehren des Buddha, die ja auch zur Erleuchtung führen sollten, schon näher. Glaube nichts, heißt es dort, was du nicht überprüfen kannst.

Yama bedeutet Kontrolle, und Prana ist das Wort für Lebensenergie, vergleichbar mit dem Qi oder Chi fernöstlicher Traditionen. Eine Energie, die ich mit der Ejakulation verschleuderte, wie ich bereits früher gelernt hatte.

Pranayama, die Kontrolle des Atems, ist die vierte Stufe von Patanjalis Pfad zur Erleuchtung. Oder auch Prana-ayama, das Loslassen der Kontrolle, das Verschwinden der Grenzen und Restriktionen. So oder so, der Anlass für den Yogi aus der Umkleide, seinen Wecker auf halb fünf zu stellen.

Der Geist beeinflusst die Atmung. Wenn man aufgeregt ist, atmet man anders, als wenn man sich konzentriert. Doch auch umgekehrt stimmt es. Der Atem beeinflusst den Geist. Um ruhig zu werden kann es ausreichen, einfach nur auf die richtige Weise zu atmen. Hol erst mal Luft, sagt man, um ein abgegriffenes, aber naheliegendes Beispiel zu nehmen. Die anderen vielfältigen Beispiele aufzuzählen, die die Sprache uns hier bietet, würde einem fast den Atem rauben.

- Ihr kommt hierher, um zu atmen, hatte Kim häufig gesagt. Die Asanas sind nur Beiwerk. Wenn du merkst, dass dein Atem gepresst klingt, dass du die Luft anhältst, dass du außer Atem bist, komm aus der Stellung, denn das heißt, du hast die Kontrolle verloren und du verlierst auch Energie, dabei möchtest du welche aufbauen.

So betrachtet, erschloss sich mir, warum sich nach dem Sport nicht unbedingt ein Wohlgefühl einstellte, man war einfach leer, ausgepowert, während eine Yogastunde mit korrekter Atmung den Energiespeicher auflud. Und diese Energie hob die Mundwinkel ohne Mühe nach oben. Um sich gut zu fühlen, braucht man Energie. Träge im Bett liegen zu bleiben und keinen Grund zu finden, vor die Tür zu gehen, erfordert weder Mühe noch Initiative.

Yoga hob mein Energieniveau, das war der Grund dafür, dass ich mich gut fühlte. Ich war süchtig nach Prana, nach Lebensenergie, ich konnte nicht genug davon kriegen. Der Schwung nach dem Yoga verpuffte nicht einfach, wie nach einem Konzert oder einer durchtanzten Nacht oder nach Drogen, die einen ausgelaugt und erschöpft zurückließen. Prana trug. Und wieso sollte es nicht bis zur Erleuchtung tragen?

Die Buddhisten erhöhen ihr Energieniveau passiv, sagt Andrey Lappa, indem sie lange sitzen, schweigen, den Geist sammeln. Der Yogi erhöht sein Energieniveau aktiv, indem er Asanas und Pranayama macht. Das ist der Unterschied.

Nicht nur, dass ich selber die Effekte zu spüren vermeinte, es gab immer auch medizinische Studien, die zu belegen schienen, dass Asanas und Pranayama einhergingen mit verringertem Sauerstoffbedarf, niedrigerem Ruhepuls und einer gesteigerten Aktivität des Parasympathikus, der die Regeneration und den Aufbau körpereigener Reserven bewirkt. Yoga wirkte sich auch positiv auf den Blutdruck aus und konnte bei Hypertonie zumindest unterstützend eingesetzt werden.

Einer yogischen Theorie zufolge sind die Atemzüge eines Menschen abgezählt, seine Lebensspanne bemisst sich nicht nach Jahren, sondern nach der Zeit, in der diese ihm beigemessenen Atemzüge aufbraucht. Wer langsam atmet, lebt also länger.

Als vermeintliche Beweise werden Analogien aus dem Tierreich herangezogen. Hamster, die im Rad laufen, als gäbe es ein Ziel und etwas zu erreichen, atmen schnell und sterben rasch, meist an Herzinfarkt. Elefanten hingegen bewegen sich gemächlich und atmen langsam, sie werden etwa so alt wie Menschen.

Wer langsamer atmet, lebt länger, doch war es nicht so, dass wir ohnehin zu sehr am Leben klebten? Es war fast egal, wie viel Leid und Trauer und Gier und Gram und Sorgen darin Platz hatten, wir wollten es möglichst lang haben. Ein kurzes, aber glückliches Leben schien für fast niemanden erstrebenswert. Und diejenigen, die schnell lebten und jung starben, waren meist getrieben von einer Verzweiflung und einem Lebensdurst, der sich in nichts mehr von Todessehnsucht unterschied.

In welche erstrebenswerte Zukunft wollte man sein Leben verlängern und um welchen Preis?

Auf der Suche nach Meistern, oder wo finde ich einen Guru?

Nach etwa vier Jahren reichten mir die Stunden in der Yogaschule nicht mehr. Alles, was mir die verschiedenen Lehrer erzählen konnten, konnte ich mittlerweile auswendig und es genügte mir zu sehen, wie der Leiter der Schule manchmal vor seinem Rechner saß, um zu wissen, dass hier für mich nichts zu holen war. Seine Stirn legte sich in Falten, seine Kiefermuskeln traten hervor, sein Blick erinnerte ein wenig an den eines Irren. Es reichte mir, nur zu hören, wie sich Doppelklicks, Stöhnen, Schnauben und harte Tastenanschläge abwechselten.

So stellte ich mir Yoga nicht vor, das hatte mit Gleichmut nichts zu tun, so in die Prozesse seines Rechners verwickelt zu sein, wie wollte man da zur Erleuchtung gelangen?

In meiner Vorstellung war ein Erleuchteter jemand, der die Einheit aller Dinge geschaut hatte, der immer ruhig und entspannt war, nichts konnte ihn aus dem Gleichgewicht bringen, nicht mal Windows.

Ich war auf der Suche nach einem Menschen, wie Leonard Cohen es für mich gewesen war oder später Philippe Djian, nicht unbedingt erleuchtet, aber Menschen, die mir eine Richtung angezeigt hatten, die mir gezeigt hatten, was Literatur noch bedeuten konnte, wo sie hinführen konnte und wie Worte den Klang erzeugten, aus dem die Welt entstand.

Die Lehrer, die ich tagtäglich sah, schienen mir nur ihren vorgeblichen festen Glauben vorauszuhaben, doch sie übten keinerlei Anziehungskraft auf mich aus. Wenn Gott mir schon sonst keine klaren Zeichen schickte, wollte ich zumindest einen Menschen sehen, der mich zutiefst beeindruckte. Ich wollte jemanden sehen, der gewisse Möglichkeiten verwirklicht hatte, ich wollte jemanden finden, der mein Guru werden konnte, jemanden, dem ich voll und ganz vertraute, jemanden, dem ich mich ausliefern würde. Ich wusste zwar nicht, ob ich zu so etwas fähig war, doch wahrscheinlich führte gerade das zu dem Wunsch. Ich wollte Charisma, Ausstrahlung, Präsenz, einen sichtbaren Hinweis auf die Verbindung zum Göttlichen.

Es ist die Art von Blick, die die ganze Welt, das ganze Universum in völliger Gleichheit umfasst. Der Blick von Menschen, die nicht suchen ... Ja, das beeindruckt einen besonders an ihren Augen, sie suchen nicht, sagte Henry Miller. Ich hatte solche Augen noch nie gesehen.

Ich fing an auf Workshops zu gehen, Lehrgänge, Kongresse, Conventions, Yoga-Retreats und -ferien. Ich fuhr für ein, zwei Tage oder Wochen zu irgendeinem bekannten Lehrer in der Republik oder sonstwo in Europa und hoffte.

Zwei Jahre lang fuhr ich zu berühmten Yogis aus dem Osten und dem Westen, Indern, Amerikanern, Spaniern, Franzosen, Deutschen, Italienern, Kanadiern, Australiern, das machte keinen Unterschied, Hauptsache, er oder sie hatte einen Namen in der Szene. Ich wollte ihre Augen sehen und dort einen Glanz, der unverkennbar sein würde. So stellte ich es mir vor.

Was ich sah, waren Männer, die Ruhe ausstrahlten, denen ein Lächeln im Gesicht klebte, die sich betont sanft gaben und sich gerne in wallende Gewänder kleideten. Die wiederholte Male die gleiche schwierige Asana vorführten. So konnte man seine Schüler beeindrucken. Man konnte demonstrieren, wie sehr man den Körper unter Kontrolle hatte. Und wie wenig seinen Stolz und das Bedürfnis nach Aufmerksamkeit. *Schau dir die Leute an, die dir etwas vorschlagen. Du kannst ja sofort sehen, welchen Erfolg ihre Methoden haben.*

Ich erinnerte mich an den Ratschlag aus meiner Anfangszeit beim Gewichtestemmen.

Es war verwunderlich, dass bei den Schülern auf vier oder fünf Frauen je ein Mann kam, doch die Menschen, die es zu Autoritäten auf diesem Gebiet gebracht hatten, fast ausschließlich Männer waren. Zumindest dem Geschlecht nach. Ich ging immer noch ins Fitnessstudio, wenn auch unregelmäßig, doch ich wusste, dass all diese weich wirkenden Spargeltarzane ohne jegliche Kanten dort niemals als Mann durchgegangen wären.

In meinen Augen musste man kein Muskelprotz sein, keine testosterongeschwängerte Aggressivität ausstrahlen, aber diese an Harmlosigkeit grenzende Sanftmut und die nahezu vollständige Abwesenheit einer sexuellen Ausstrahlung stießen mich ab. Doch möglicherweise hatten diese angesehenen Yogis Brahmacharya, die Enthaltsamkeit, nicht nur gemeistert, sondern sublimiert und ich war nicht in der Lage das zu erkennen.

Ich war auch nicht in der Lage die Energien zu spüren, von denen geredet wurde, die erhebende Energie, die sich angeblich im Raum verbreitete, wenn eine Puja, eine Feuerzeremonie, abgehalten wurde oder ein sonstiges brahmanisches Ritual, zu dem ich keinen Bezug hatte.

Andere Teilnehmer waren beflügelt von diesen religiösen Handlungen, sie erzählten, wie es unter ihrer Haut gekribbelt hatte, wie ihnen warm ums Herz geworden war, wie es sich angefühlt hatte, als würde sich dort ein Stein in Licht auflösen, wie sie die halbe Nacht nicht hatten schlafen können, weil sie so aufgeladen waren, wie sie ihre Mundwinkel nicht mehr beeinflussen konnten, die ständig von allein hochgingen.

Dieses Dauergrinsen kannte ich auch, aber nicht von

so etwas Diffusem wie einer Energie im Raum, sondern nach dem Konsum von Halluzinogenen, die mich auch schon mal in unkontrollierbare Lachanfälle trieben.

Hatten die Drogen meine Sensibilität für die Energien zerstört oder erheblich gemildert? Machten die anderen sich etwas vor? Selbsttäuschung kann sich von innen sicher wie tiefe Einsicht anfühlen. Konnte ich mich nicht auf diese Rituale einlassen? War ich zu kritisch und erstickte gewisse Empfindungen, noch bevor sie keimen konnten?

Warum konnte ich nicht mit *Hare Om* grüßen und fand es albern, wenn sich Europäer hinter klingenden Namen wie Mangala versteckten? Die spirituellen Namen sollten einen doch nur an den Weg erinnern, den man ging, ein Symbol dafür sein, dass man sein altes Ich hinter sich gelassen hatte und nun auf der Suche nach dem wahren Selbst war, nach dem Kern aller Dinge. Warum fand ich es nach all diesen Stunden immer noch befremdlich, wenn siebzig Leute in einem Raum im selben angesagten Rhythmus atmeten, als hätten sie keinen eigenen?

Wenn jemand mit seinen Gefährten nicht Schritt hält, so ist es vielleicht deshalb, weil er einen anderen Trommler hört, schreibt Thoreau. *Lasst ihn schreiten zu der Musik, die er hört, wie fern oder getragen sie auch klingen mag.*

Doch er schreibt auch: *Die Masse der Menschen führt ein Leben in stummer Verzweiflung.*

Wir waren zusammengekommen, um hier gemeinsam einen Ausweg aus dieser Verzweiflung zu suchen. Warum konnte ich mich nicht mit diesen Menschen verbunden fühlen? Nur weil sie etwas anderes fühlten als ich? Warum war mein Herz so eng, dass es das nicht akzeptieren konnte? Wieso tauchten immer mehr Fragen auf, auf dem Weg zu einem Ort, wo es keine Fragen mehr geben sollte?

Warum steigerte alles nur meine Verwirrung und warum konnte ich keinen Guru finden?

Jemanden, den ich nur anzuschauen brauchte, und wusste: Ja.

Ich träumte von einem Guru, genauso wie ich von der Liebe träumte: auf den ersten Blick und groß genug um alles zu verschlucken, Fragen und Zweifel würden gleichermaßen in einem gleißenden Licht zu nichts schmelzen.

Meinte ich es nicht ernst genug? Musste ich nach Indien fahren? War ich noch nicht bereit für einen Lehrer, weil ich davor zurückschreckte, diese Reise zum Ursprung des Yoga zu unternehmen? Weil ich Angst davor hatte, mich in der Fremde verloren zu fühlen, Angst, Blendern aufzusitzen und über den Tisch gezogen zu werden? Weil mir mein Leben hier mittlerweile doch ganz bequem erschien? Weil mein Drang nach Erlösung doch nicht stark genug war? Weil stumme Verzweiflung sich noch bis ins Unermessliche steigern konnte? Weil ich zu gerne ins Kino ging und immer noch Drogen nahm? Weil ich nicht fest genug glauben konnte? Weil ich nicht genug meditierte? Weil ich nicht um halb fünf aufstand?

Fast alle westlichen Meister, die ich sah, waren in Indien gewesen. Die meisten von ihnen in den späten 1960ern oder in den 1970ern, zusammen mit einem ganzen Treck junger Menschen, die etwas gesucht hatten. Wie ungefähr dreißig Jahre vor ihnen der Engländer Paul Brunton es auch getan hatte. Auch er hatte Fragen, deren Antworten er in Indien vermutete. Doch die Yogis, die er sah, führten ihn nur zu einer weiteren Frage: *Welcher Abendländer hätte wohl die Geduld und die Zeit dazu, alle diese komplizierten Übungen zu erlernen und sich zu eigen zu machen?*

Doch Geduld und Zeit hatten mich auch an kein Ziel geführt. Etwa deswegen, weil ich nicht zur Quelle gepilgert war?

Sogar Jesus war in Indien gewesen und hatte dort gelernt, wenn man einem indischen Yogi glauben wollte, der in den USA lebte.

- Erscheint euch das eigentlich logisch, fragte er, dass sich die drei Könige aus dem Morgenland auf so einen weiten und langen Weg machen, nur um ein wenig Weihrauch, Gold und Myrre dazulassen und gleich wieder umzukehren? Eine Reise von weit mehr als tausend Kilometern, nur um ein paar Geschenke abzuliefern?

Nein, nein, das waren Weise aus Indien, die wussten, dass eine Inkarnation Gottes geboren werden wird. Diese drei waren seine Lehrer. Die Gelehrten im Tempel waren doch ganz erstaunt, dass der zwölfjährige Junge schon so beredt und gebildet war. Wissen fällt nicht vom Himmel, nur den Rishis, den Sehern in den alten Zeiten, wurde Wissen offenbart. Jesus hat Lehrer gehabt.

Warum wissen wir nichts über die Zeit nach diesem Gespräch im Tempel? Wieso gibt es so eine Lücke im Lebenslauf? Wir erfahren erst wieder von Jesus, als er dreißig ist. Habt ihr euch je gefragt, was er in der Zwischenzeit so getan hat? Zwölf war das Alter, in dem man Schüler eines Gurus werden konnte. Jesus war in Indien und hat dort Vedanta studiert, indische Philosophie.

Ich wusste nicht, ob ich diesem Yogi Glauben schenken wollte oder nicht. Zu dem Zeitpunkt war mir noch nicht bekannt, dass es zu dieser Indienthese zahlreiche Bücher und Filmdokumentationen gibt, das Ganze aber so plausibel wirkte wie eine Verschwörungstheorie. Doch die Frage schien mir dennoch richtig, auch wenn sie selten gestellt wurde: Was hat Jesus eigentlich 18 Jahre lang getan? Doch genauso selten wurde die Frage gestellt: Wieso hat dieser Mann selbst auf ältesten erhaltenen Darstellungen europäische Gesichtszüge?

War etwas dran an dem Spruch: Ist der Schüler bereit,

erscheint der Lehrer? Oder stimmte viel eher die Aussage: *The teacher is not a sage on a stage, but the guide on the side?*

Ein Guru, wenn es denn einen gibt, befreit dich von ihm selbst, sagte U. G. Krishnamurti. Hieß das, man brauchte eigentlich keinen Guru, man musste sich auch von dem Wunsch nach einem Lehrer befreien?

Auch die richtigen Fragen bleiben nur Fragen und deuten unter Umständen nicht mal in eine Richtung.

Dosissteigerung

Es war etwa im fünften Jahr meiner Yogapraxis, als ich merkte, dass ich irgendwie feststeckte. Das Wohlgefühl bei und nach den Stunden stellte sich nicht mehr zuverlässig ein. Auch Erfolgserlebnisse blieben aus, ich kam nicht mehr weiter oder tiefer in Asanas hinein, und gewisse Haltungen schienen grundsätzlich nicht möglich für meinen Körper. Obendrein ließ auch noch meine Konzentration nach, ich übte oft mechanisch, weil es mir nicht mehr sonderlich schwerfiel. Mein Geist begab sich auf weite Reisen, fragte sich, was ich nach der Stunde essen würde, mit wem ich mich morgen Abend verabreden sollte, ob ich noch in die Videothek sollte, warum die Frau neben mir so ein Nichts von Slip unter einer fast durchsichtigen Yogahose trug, ob es anders war eine äußerst gelenkige Frau im Bett zu haben und ob ich das nächste Mal nicht lieber bekifft erscheinen sollte, dann würde ich mich nicht so langweilen.

Auf meiner Suche nach einem Guru hatte ich mitbekommen, dass es eine Vielzahl an Yogarichtungen gab und die Asanas sich zwar mehr oder weniger wiederholten, aber die Art und das Tempo der Ausführung völlig unterschiedlich waren. Die Meinungen darüber, wie der Körper denn exakt ausgerichtet sein musste, gingen auseinander. Die Fragen, wie lange man in einer Asana verweilen sollte und ob man dabei eher in den Bauch oder in den Brustkorb atmete, wurden auf verschiedene Weise beantwortet.

Immer wieder hatte ich Lehrer abwertend über andere Yogastile reden hören, beim Ashtanga komme die Entspannung zu kurz und die Verletzungsgefahr sei zu groß, beim Bikram fehlten die Umkehrstellungen, Power-Yoga sei eigentlich ein Aerobic-Kurs, Tibetisches Yoga habe sich zu weit von seinen Wurzeln entfernt, Iyengar sei zu starr, Jivamukti zu demagogisch. Hier fehlte dies und dort das. Nur die eigene Schule hatte den richtigen Ansatz.

Allein die Tatsache, dass es verschiedene Richtungen, Stile und Schulen gab, überzeugte mich davon, dass hier keiner im Besitz der Wahrheit sein konnte, und ich war erstaunt über das Bedürfnis sich so von den anderen abzugrenzen. Nur um wenige Minuten später von Offenheit zu reden, von Toleranz, von Einheit.

Ich sehe Yoga als Einheit, ich sehe nicht so viele Unterschiede in den verschiedenen Systemen. Die Unterschiede liegen in den Veranlagungen der Leute und dem, was zu ihnen passt, sagt Rolf Naujokat, doch von dem hatte ich zu jenem Zeitpunkt noch nichts gehört, und er ist meines Wissens einer von zwei anerkannten Lehrern, die offensichtlich nichts von der Konkurrenz der Systeme halten. Der andere ist Andrey Lappa, doch auch der spart nicht an Kritik, wenn es um andere Ansätze als seinen eigenen geht.

Meine Neugier und meine Suche trieben mich in die verschiedenen Schulen, die nach und nach in der Stadt eröffnet wurden. Yoga schien immer größer zu werden und immer mehr Menschen anzuziehen. Auch auf den Kongressen und Seminaren hatte ich andere Yogarichtungen kennengelernt, doch nichts davon hatte mich begeistert. Ich war gezwungen aufmerksam zu sein, weil ich den Ablauf der Stunde nicht kannte, ich musste den Anweisungen genauer zuhören und war weniger abgelenkt, doch es verlagerten sich nur Schwerpunkte, ein Wohlgefühl stellte sich auch dort nicht zuverlässig ein, mein Energielevel wurde nicht gehoben.

Meine erste Ashtanga-Stunde war keine Revolution oder Offenbarung für mich, möglicherweise auch, weil ich in eine Anfängerstunde geriet. Ich hatte schon viel Abfälliges über dieses System gehört, das genauso hieß wie Patanjalis Yogapfad. Das sei nur Sport, hieß es, viel zu fordernd, viel zu sehr auf höher, schneller, weiter ausgerichtet, die Lehrer seien zu hart und würden einen verletzen, man könne sich dort nicht entspannen.

Nach meiner ersten Stunde konnte ich nichts davon bestätigen, aber ich hatte Muskelkater, immensen Muskelkater, was mir schon lange nicht mehr passiert war.

Mittlerweile war ich häufig der beweglichste Mann im Raum, den Lehrer ausgenommen. Auch den Vergleich mit den Frauen brauchte ich meist nicht zu scheuen.

Yoga ist kein Wettkampf, und es geht nicht darum, wie fortgeschritten eine Stellung aussieht, es geht um den Atem und die innere Einstellung, die Dinge, die man nicht sehen und sofort vergleichen kann. Es geht nicht darum, sich abzuheben und gut auszusehen, doch so weit war ich nach fünf Jahren immer noch nicht. Ich übte nicht nur für mich, ich schaute auch immer links und rechts und vorne und hinten und ich verglich mich mit anderen.

Idealerweise wertet der Lehrer einen nicht und erwartet auch nichts, doch da er es nicht tut, besorgt man es selber und setzt sich Ziele, die keinen Wert haben.

Lange Zeit wollte ich unbedingt in der Lage sein in der Vorwärtsbeuge, also mit ausgestreckten Beinen auf dem Boden sitzend, meinen Oberkörper auf den Beinen abzulegen. Doch das ist nur Ästhetik und genauso erstrebenswert wie eine Schönheitsoperation. Es sieht vielleicht besser aus. Doch es ändert sonst nichts. Der Effekt der Übung ist genau derselbe, wenn man mit seinen Fingern nicht mal an seine Zehen kommt. Doch das zu begreifen, ist leider leichter, wenn man seinen Oberkörper bereits ablegen kann. So wie es leichter ist zu begreifen, dass Geld nicht glücklich macht, wenn man welches hat.

Ich war also gewöhnt, einer der Flexibleren im Raum

zu sein und auch einer der Stärkeren. Doch während der Ashtanga-Stunde zitterten meine Beine, ich verlor die Kontrolle über meine Atmung, und hinterher kam dieser Muskelkater. Ich fühlte mich wie ein Anfänger, und das war ein gutes Gefühl. Ich ging noch mal hin.

Das nächste Mal war ich nicht in einer Anfängerstunde und staunte darüber, was ich alles nicht konnte, trotz zehn Jahren Gewichtestemmen und fünf Jahren Yoga. Es gab Übungen, für die meine Kraft einfach nicht reichte, das war mir bei anderen Yogarichtungen nur selten passiert. Armmuskeln, Beinmuskeln, Bauchmuskeln, Rückenmuskeln, alle waren seit Jahren trainiert worden, doch ich konnte nicht mal Lolasana, die Waage, eine Übung, bei der man mit gebeugten Beinen auf seinen Fersen sitzt, die Hände an den Außenseiten der Knie aufsetzt und die Beine dann vom Boden hebt, so dass man nur noch auf den Händen steht.

Am Ende der Stunde war ich kaum mehr in der Lage den Kopfstand zu halten, der mir normalerweise keine Probleme bereitete. Als ich ging, war ich glücklich.

Die Stunde war so anstrengend gewesen, dass mein Geist ganz leer geworden war, ich konnte nicht noch an dies und das denken, dafür blieb einfach kein Platz. Und da war es wieder, dieses körperliche Wohlgefühl, doch nun grenzte es schon an Euphorie.

Das und mein angestachelter Ehrgeiz trieben mich in weitere Ashtanga-Stunden. Ob Ehrgeiz yogisch ist oder nicht, interessierte mich nicht. Auch nicht, ob ich einem Höher, Schneller, Weiter verfiel. Da war diese Energie, die ich liebte, ich war ein Junkie, schon länger, und nun hatte ich einen härteren Stoff gefunden.

Nach einigen Wochen wurde ich in die Praxis eingeführt, die sich Mysore-Style nannte, benannt nach der indischen

Stadt, in der der damals noch lebende Shri K. Pattabhi Jois unterrichtete, der Guru des Ashtanga Yoga.

Bei dieser Praxis gibt es keine Ansage, sondern man übt selbstständig eine festgelegte Abfolge von Asanas und der Lehrer gibt individuell Hilfestellungen und korrigiert.

Erst als ich so übte, merkte ich, wie sehr meine Aufmerksamkeit, die ja nach innen gelenkt werden sollte, immer draußen geblieben war, bei der Stimme des Lehrers. Ohne Stimme fokussierte sich die Konzentration tatsächlich ausschließlich auf Atem und Körper, ging nach innen anstatt von außen gelenkt zu werden. Spätestens nun musste ich Verantwortung übernehmen, anstatt sie abzugeben, was mir anfangs so gut gefallen hatte.

Ich ging einfach mit dem Rhythmus meines Atems mit und ließ mich von dieser Energie tragen. Sehr bald stellten sich Erfolgserlebnisse ein, die mich noch weiter anspornten.

Die abfälligen Bemerkungen, die ich vorher über Ashtanga gehört hatte, waren nicht alle ganz inhaltslos, und heute, wo ich weiterhin Ashtanga übe, bin ich entfernt davon alle Dogmen dieser Richtung zu übernehmen. Doch Ashtanga hat mich einiges gelehrt, was ich vorher nicht gesehen oder nicht verstanden hatte.

Das eine ist Grenzenlosigkeit. Asanas, die ich nie für möglich gehalten hatte, gingen irgendwann. Heute halte ich nichts mehr für unmöglich, und das beschränkt sich nicht nur auf die Körperhaltungen. Ich sehe die Grenzen in meinem Kopf als das, was sie sind: Beschränkungen in meinen Vorstellungen, die unter Umständen keine Entsprechung in der Realität haben.

Das andere, was ich gelernt habe, ist ein völlig neues Verständnis von Kraft.

Kraft ist etwas anderes als das, was man sich im Fitnessstudio antrainieren kann. Kraft ist etwas, das mit einer starken Körpermitte zu tun hat und nichts mit Bauchmuskeln oder ausladenden Schultern.

Ich habe mit Ashtanga begriffen, wie Energie durch den Körper fließt. In den Tantrabüchern war oft von Visualisierungen die Rede gewesen und davon, sich vorzustellen, wie man die Energie von hier nach da bewegte. Nun waren keine Visualisierungen oder Einbildungen mehr nötig, die Energie und ihr Fluss waren auf einer rein körperlichen Ebene spürbar, es gab keine Zweifel mehr.

Ich würde noch einige Zeit brauchen, bis mir aufging, dass die Energie auch vorher schon geflossen war. Was nicht da war, war meine Fähigkeit sie wahrzunehmen.

Vielleicht wären Visualisierungen hilfreich gewesen, um diese Fähigkeit schneller zu entwickeln, aber so wusste ich wenigstens, dass ich keiner Autosuggestion erlegen war.

Und noch längere Zeit würde ich brauchen, bis ich begriff, dass Visualisierungen auch noch auf einer anderen Ebene funktionierten als der der selbstinduzierten Gehirnwäsche. Es wird wahr, was man glaubt. Das gilt nicht nur für esoterische oder spirituelle Praktiken, es gilt im selben Ausmaß auch für die sogenannte materielle Welt. Ein Stuhl ist zunächst eine Idee im Kopf eines Designers oder Schreiners. In diese Idee wird Energie in Form von Zeit und Arbeit gesteckt, und schließlich materialisiert sich ein Stuhl.

Das, was die meisten von uns tagtäglich als Realität erleben, ist eine ausgedachte Welt. In einer beliebigen Stadt kann man, wohin man auch blickt, nichts außer Ideen von Menschen sehen, die Form geworden sind. Die Stadt existiert, weil wir sie geschaffen haben, und trotzdem tun wir so, als sei sie eine Realität, die wir hinzunehmen haben.

Dass wir das eine real nennen, weil wir es anfassen können, und spirituellen Konzepten Logik und somit auch Existenz absprechen, könnte ein Irrglaube sein.

Mit Ashtanga hörte ich auf, ins Fitnessstudio zu gehen, und verlor Muskelmasse, gewann aber gleichzeitig an Kraft. Ich mag heute nicht mehr in der Lage sein beim Bankdrücken 90 Kilo zu stemmen, aber ich fühle mich deutlich stärker als in den Zeiten, in denen das noch ging. Wenige Kraftprotze beherrschen Lolasana, weil ihnen trotz Sixpack die Kraft in der Körpermitte und die Körperspannung fehlen.

Als ich nach einigen Monaten fast sieben Kilo abgenommen hatte, kam es mir vor, als seien die Muskeln nur ein Panzer um mich herum gewesen, etwas, das mich vor meiner Umwelt schützte. Es war ein befreiendes Gefühl, den Panzer einfach zu verlieren, nicht mehr mit harten Muskeln gegen die Schläge des Lebens gewappnet sein zu müssen.

John Scott, ein berühmter Ashtangi, der eines der bestverkauften Bücher über Ashtanga-Yoga verfasst hat, sagt: *Es [Ashtanga-Yoga] zieht Leute an, die obsessiv veranlagt sind oder zu Sucht neigen.*

Ich war ein Pranajunkie, daran bestand kein Zweifel mehr.

Drogen

Seit einigen Jahren hatte ich eine genauere Vorstellung davon, was Erleuchtung bedeutete, wie sich dieses Nirwana wohl anfühlte, was es hieß, wenn das Ego sich auflöste, und wie der Frieden sich anfühlte, wenn man sein wahres Selbst erkannte.

Pilze, LSD und andere Halluzinogene hatten mir einen Einblick in eine andere Welt gewährt, in der ich Lachanfälle bekam, weil ich verstand, wie unsinnig es war, draußen in der Welt nach Frieden oder Glück zu suchen. Ich lachte, weil offenbar wurde, dass man sich nur mühte und rackerte und hetzte für etwas, das zu haben war, wenn man einfach nur saß und staunte. Man war immer auf der Jagd nach etwas, das es draußen nicht gab. Da war nichts, was den Hunger stillen konnte, die Sehnsucht befriedigen. Man hetzte durch den Tag, als wollte man etwas erreichen, und die Sekunden vergingen, ohne dass man es merkte. Man lebte, als würde man das Alphabet aufsagen, ohne zu merken, dass es aus einzelnen Buchstaben bestand, die alle ihren eigenen Wert und ihren eigenen Klang hatten.

Man hatte verlernt zu staunen, doch ich verlernte das Staunen auch schnell wieder, sobald ich nüchtern war. Manchmal konnte ich eine kleine Einsicht mit hierherretten und in meinen Alltag integrieren, aber das Erkennen der Einheit verschwand. So wie in diesem Erkennen alle Fragen verschwanden. Es gab keine Antworten, einfach weil es keine Fragen gab. Die tauchten erst auf, wenn man die erlebte Einheit verstehen, sie kategorisieren und nacherleben wollte.

Ich stellte mir vor, Erleuchtung würde ebendies bedeuten: das Verschwinden der Fragen und der damit einhergehende Frieden. Ein Zustand, wo es keinen festen Grund mehr geben musste, weil kein Unterschied bestand zwischen diesem festen Grund und dem Zweifel. Es war alles eins. Ich brauchte nicht mehr zu handeln in dieser Welt, ich brauchte mich nicht zu definieren über das, was ich tat, was ich dachte oder sagte, sondern es reichte einfach nur noch zu sein. Sein als ein Teil der Schöpfung und gleichzeitig als die gesamte Schöpfung. Einatmen, ausatmen reichte schon, mehr brauchte es nicht, der Rest war nur Lametta.

Nüchtern war es schwer ohne Lametta zu leben und selbst nach diesen Erfahrungen kamen Zweifel: Was war das für eine Welt, die die Drogen da wiedergaben? Oder weitergaben? Oder spiegelten? Oder vortäuschten?

War sie real? Oder fühlte sie sich nur so an? War das nur eine biochemische Illusion? Wieso verstand man etwas, das am nächsten Tag nicht formulierbar war, oder wenn doch, dann schien die Formulierung nicht so weit zu reichen, wie man sie noch vor Stunden gefühlt hatte. Bekam ich einen Einblick ins kosmische Uhrwerk oder gaukelte ich mir nur etwas vor?

Was würde ein Erleuchteter sagen, wenn er LSD nahm? Ja, genau, dort wollt ihr hin, in diese Wonne, in dieses Sein, so fühle ich mich eigentlich jeden Tag, nur ohne diese optischen Verzerrungen.

Als ich DMT nahm, war das, was ich sah, so real, dass auch hinterher keine Zweifel blieben. Ja, die Bilder in meinem Kopf waren unter dem Einfluss der Droge entstanden, aber was ich sah, besaß genauso viel Realität wie meine tägliche Umgebung. Das konnte man nicht erklären oder begründen, das musste man erfahren. Ich würde auch niemandem glauben.

Und auch bei DMT hatte ich das Gefühl, dass es widersinnig war, Fragen zu stellen, weil alles offen vor einem lag, das ganze Sein war jeden Augenblick vor einem ausgebreitet, zur Wahrnehmung bereit, und es existierte nur, weil wir es wahrnahmen. Es gab nur dieses Eine, und das umfasste alles, deswegen konnte es auch keine Fragen geben.

Drogen schufen mir einen Raum ohne Konflikte und ohne Fragen. Durch Yoga wollte ich mich in diesen Raum hineindehnen, doch es gelang mir nicht.

Ich fragte mich, was passieren würde, wenn ich auf Ecstasy zum Yoga ging, ob ich dann auf einmal erleuchtet werden würde, weil diese ungeheure Energie durch meinen Körper floss. Doch gleichzeitig ahnte ich, dass dieser Gedanke der Wunsch nach einer Abkürzung war, die es nicht geben konnte.

Ich verstand besser, wie Leonard Cohen so ein Buch wie *Schöne Verlierer* hatte schreiben können, ich erkannte den Einfluss der Drogen, ich konnte erfassen, was psychedelische Kunst versuchte nachzuahmen, ich verstand die Effekte in Filmen, die versuchten die LSD-Erfahrung abzubilden.

Das, was ich unter Halluzinogenen erlebte, schien viele Gemeinsamkeiten mit der unbeschreiblichen Erfahrung des Samadhi zu haben. Die Wonne, das Erkennen der Weltgesetze, der Frieden, das Lachen, das grenzenlose Verständnis, die Aufhebung der Dualitäten, das Zusammenfallen von Gut und Böse, von Licht und Dunkel, von Yin und Yang, das Wegfallen des Egos, die Heiterkeit des nackten Seins.

Wenn Yoga mich dorthin brachte, brauchte ich keine Drogen mehr zu nehmen und ein schlechtes Gewissen zu haben, weil ich chemische Unterstützung brauchte.

Doch ich wusste nicht, ob ich mir diese Gemeinsamkeiten nur einredete, wir wussten alle nicht, wie das Ziel des Yoga, die Vereinigung, aussah. Das Ziel des Yoga beziehungsweise, was Yoga war, ist bei Patanjali so definiert: Yoga citta vritti nirodha. Citta wird häufig mit Geist übersetzt, vritti mit Bewegung, Wellen oder Fluktuation und nirodha mit Stille. Vier Worte, die nicht nur übersetzt, sondern auch noch interpretiert werden müssen, doch allein Übersetzungen gibt es zahlreiche:

Yoga ist das Zur-Ruhe-Bringen der Gedanken im Geist.

Yoga ist jener innere Zustand, in dem die seelisch-geistigen Vorgänge zur Ruhe kommen.

Yoga ist die Unterdrückung der Modifikationen der Psyche.

Yoga ist die Fähigkeit, sich ausschließlich auf einen Gegenstand, eine Frage oder einen Inhalt auszurichten und in dieser Ausrichtung ohne Ablenkung zu verweilen.

Letztere Definition ist von Desikachar, der ja versucht, möglichst viele Menschen anzusprechen und niemanden durch ein rigides Regelwerk abzuschrecken.

Ich kannte Zustände unter Drogen, wo alles zur Ruhe kam, wo Gedanken einfach auftauchten und wieder verschwanden, ohne dass man das Gefühl hatte, sie würden zu einem gehören. Ich wusste, wie es war, keinen Gedanken mehr fassen zu können, weil sich alles aufgelöst hatte, das einen zusammenzuhalten schien. Mir war ein Tempo von Gedanken bekannt, das derart rasant war, dass schon wieder alles stillzustehen schien.

Ich wusste nicht, ob etwas davon das Yoga war, wie Patanjali es beschrieb.

Auf einem Workshop erzählte ein Lehrer, dass er schon jahrelang meditierte und dass er dabei einmal in einen Zustand geraten war, der so unbeschreiblich schön war, dass allein die Aussicht, noch mal so etwas zu erleben, ausreichen würde, um für den Rest seines Lebens zu meditieren.

Ich saß dort und fragte mich, ob er etwas Ähnliches

erfahren hatte wie ich unter Drogen. Und ob ich bereit wäre so einen Preis zu zahlen. Ob er übertrieb oder ob dieser Zustand tatsächlich beeindruckender war als alles, was ich bisher erlebt hatte. Beeindruckender als nach einer Inhalation von DMT innerhalb von Sekunden in eine bizarre Parallelwelt katapultiert zu werden, bevölkert von Wesen, die wie Farbflecken aussahen und sich nicht darum scherten, ob man sie besuchen kam oder nicht.

Ich hatte nur ein künstliches Paradies erfahren, und er hatte einen Einblick in das wahre bekommen. Es musste noch schöner sein, oder nicht? Ich würde nicht mein Leben lang sitzen mögen, um noch einmal DMT zu rauchen.

Schien das Glück der anderen immer erstrebenswerter als das eigene? *Lass dir keinen erzählen, alles klingt immer besser, wenn sie es einem erzählen,* rappt Prezident. Aber man tat es, man ließ sich immer viel erzählen, von Menschen, von Büchern, von Filmen. Die Dinge nahmen im eigenen Kopf Dimensionen an, die sie in der Realität wahrscheinlich nie gehabt hatten. Die Vorstellungskraft kann einem immer vorgaukeln, es gäbe einen noch tieferen Frieden, eine noch größere Wonne – bei den anderen. Die Möglichkeit, sich eine andere Welt auszumalen, führte dazu dass man sich in dieser hier nicht wohl fühlte.

Wieso hatte ich das Gefühl, zu kurz zu kommen in diesem Leben? Brachte ich mich um Glück, indem ich Drogen nahm und nicht ohne Kaffee, Tee, Zucker, Knoblauch, Zwiebeln, Weißmehl, Chili und Eier lebte und drei bis acht Stunden täglich auf meinem Arsch saß und nichts tat?

Wenn Gott gewollt hatte, dass ich so lange still saß, warum hatte er mir dann Arme und Beine gegeben? Konnte man wirklich nur in seine Nähe gelangen, wenn man so tat, als sei man kein Mensch, der sich mal an der

Nase kratzen musste und mal eine Arschbacke hob, um befriedigend zu furzen?

Einmal war ich auf einer Party, wo sehr viele Rauschmittel konsumiert wurden, und ich öffnete noch zu Beginn des Abends einen Schrank, um mir ein Glas zu nehmen, und sagte, als ich nur Teller sah:

- Ich bin verwirrt.

Und jemand, dessen Konsum schon legendär war, entgegnete:

- Das ist gut. Deswegen sind wir doch hier: Um unseren Geist zu verwirren.

Doch auch nüchtern hatte ich in meinem ganzen Leben noch nie den geringsten Durchblick.

Richard Alpert, der aufgrund seiner Drogenexperimente, die er gemeinsam mit Timothy Leary durchführte, von der Harvard-Universität entlassen wurde, beschäftigte sich mit Bewusstseinserweiterung und Erleuchtung, ging später nach Indien, fand einen Guru und wurde fortan Ram Das genannt, Diener Gottes.

War er erleuchtet? Gab es einen Zusammenhang zwischen der Einnahme von LSD und der Sehnsucht nach der dauerhaften Verschmelzung mit dem Einen? Konnten Drogen Wegweiser sein oder nährten sie nur falsche Sehnsüchte und führten dazu, dass man seine nüchterne Verwirrung maximierte?

Drogen konnten in eine Sucht führen, wenn das auch für Psychedelika wie LSD so gut wie ausgeschlossen war. Doch Sucht, Sucht schien verglichen mit der Suche, auf der ich mich befand, wenigstens die eine oder andere Gewissheit zu bieten.

Einbahnstraße des Glaubens

Egal, wie viel ich Asanas übte, egal, wie viel Pranayama ich praktizierte, egal, wie lange ich mit aufrechtem Rücken dasaß, es blieb immer ein Gefühl von Minderwertigkeit, denn man konnte immer noch mehr tun, und ein spirituelles Wachstum konnte ich nicht wahrnehmen.

Auf der körperlichen Ebene sah ich, was geschah, aber geistig war ich mir da nicht so sicher, da konnte man sich viel ein- und ausreden. In den Büchern hieß es, mit fortschreitender Praxis würden sich Siddhis einstellen, übernatürliche Fähigkeiten und Kräfte. Diese konnten jedoch ein Hindernis auf dem Weg sein, weil sie die Gefahr bargen, dass man stolz auf sie wurde und an ihnen haftete, anstatt weiter in die Freiheit zu streben.

Ob Siddhis Hindernisse waren oder nicht, war mir egal, ich musste nicht durch Mauern gehen können oder auf Wasser, ich wollte meinen Körper nicht verlassen können, es hätte schon gereicht, wenn ich die Gedanken, Geistes- und Gemütszustände anderer Wesen direkt erkannt hätte. Oder nicht mehr Hitze und Kälte empfunden hätte und im Winter bequem in T-Shirt rausgehen konnte, ohne mich zu erkälten.

Bei Patanjali heißt es: *Die Fähigkeiten, die durch Versenkung erreicht werden, können auch durch Geburt, durch den Gebrauch von Kräutern, durch Rezitation oder Askese erlangt werden.*

Ausadhi, das Wort, das hier als Kräuter übersetzt ist, wird auch wiedergegeben als medizinische Pflanze, Kraut, Droge, Rauch oder Elixier.

Wenn ich MDMA genommen hatte, konnte ich manchmal in Menschen hineinschauen. Ich blickte ihnen ins Gesicht, sah, wie sie sich bewegten, wie sie atmeten, wie ihre Gliedmaßen auf Veränderungen der Umwelt reagierten, und ich konnte ihre Gefühle und Geisteszustände lesen, als hätte ich telepathische Fähigkeiten und als wäre Empathie nicht ein Wort, sondern eine Funktion, die genauso leicht und automatisch geschah wie Atmung. Für kurze Zeit war ich in der Lage das Leben selbst zu lesen, aber weder Askese noch das Wiederholen von Mantras, noch Versenkung hatten mich schon mal in die Nähe dieses Zustandes gebracht.

Auch andere Erfahrungen schienen mir verschlossen zu bleiben. Wenn ich im Rahmen eines Retreats längere Zeit in einer Gruppe meditierte, berichteten die anderen Teilnehmer von Phänomenen, die ich nie wahrnahm.

Ich saß bloß da und atmete, manchmal wurde mir langweilig, und ich schaute ein wenig umher, manchmal konnte ich gut visualisieren, etwa einen Waldweg, auf dem eine nackte Frau vor mir herging, ohne dass das eine sexuelle Komponente gehabt hätte, einen See, auf dessen glatter Oberfläche sich eine Lichtung spiegelte, einen Mann in weißer Kleidung im Lotussitz, dessen Bild Frieden in mir verbreitete. Manchmal konnte ich ohne jegliche Visualisierung meine Konzentration längere Zeit bei meiner Atmung lassen, und meistens führte das zu einer ausgesprochenen inneren Ruhe. Doch selbst wenn ich das eine Woche lang jeden Tag fünf Stunden tat, sobald ich nach Hause kam und sah, dass meine Freundin nicht nur die ganze Woche nicht aufgeräumt hatte, sondern dass der Kühlschrank leer war und die Scherben meiner Lieblingstasse noch nicht unter dem Küchentisch weggefegt worden waren, dauerte es keine zwei Minuten, bis meine Gelassenheit dahin war.

Lag das daran, dass ich in der Meditation keinen Zugang zu meinen tieferen Schichten fand? Davon berichteten die anderen nämlich häufig, und auch wenn ich nachhakte, ihre Erklärungen schienen mir so schwammig, dass ich nicht wusste, wovon sie redeten.

Hatte ich keine tieferen Schichten oder machte ich etwas falsch? Auch wenn wir uns auf unser Herzchakra konzentrieren sollten, fühlte ich im Gegensatz zu vielen anderen nie etwas, keine Wärme, kein Kribbeln und kein Pulsieren. War mein Herzchakra blockiert? Hatte ich deswegen solche Probleme, meinen Mitmenschen mit Wohlwollen zu begegnen? Von Liebe ganz zu schweigen.

Tiefere Schichten des Selbst – machten sie sich etwas vor? Die Anzahl derer, die Lichter sahen und Visionen hatten, war geringer, doch sie erzählten gerne von den Zeichen, die sie bekommen hatten, von den funkelnden, wunderschönen Diamanten und von dem blauen Rauch, der sie anzog wie ein Magnet.

Jan Willem van de Wetering berichtet aus seiner Zeit in einem japanischen Zen-Kloster, dass seine Meditation ihn zu neuen Erfahrungen von Form und Farbe geführt hatte, wofür sein Meister aber nicht das geringste Interesse zeigte, diese Wahrnehmungsveränderungen schienen ihm normal und nicht weiter erwähnenswert.

So einen Meister hatten wir nicht. Erfahrungen bei der Meditation, die Öffnung der Chakren, der Energieknotenpunkte, die Lichtflecken, die bunten Spiralen, die glänzenden Diamanten, die erscheinenden Gottheiten und Engel waren Zeichen. Wie alles ein Zeichen war.

Die Erfahrungen während des Sitzens wurden untereinander erzählt, und diesen Erfahrungen wurde Bedeutung beigemessen. Mehr oder weniger verhohlen wurde gewetteifert, wer weiter fortgeschritten war und wessen Zeichen wertvoller waren.

Ich gab offen zu, weder tiefere Erfahrungen zu haben noch eine Ahnung, wovon die anderen redeten. Doch die Lehrer, die mich anleiteten, verschiedene zu verschiedenen Gelegenheiten, Anhänger unterschiedlicher Systeme, hatten alle denselben Trost für mich: Nichts war verloren. Keine noch so kleine Bemühung um Befreiung war vergeblich. Alles, was man tat, wurde einem angerechnet und hatte eine Wirkung, wenn nicht in diesem, dann im nächsten Leben.

Nahezu jede Glaubensrichtung hat den Trost einer höheren Ordnung und den von Gerechtigkeit im Angebot. Doch keine Glaubensrichtung kommt ohne die Zeit aus. Es braucht Zeit, um der Welt Sinn zu verleihen, weil es dauert, bis Ziele erreicht werden. Allein die Tatsache, dass es so etwas wie Ziele gibt, schließt ein, dass es eine fortlaufende Zeit gibt, eine Zukunft, die besser ist als die Gegenwart. Aber wird sie das tatsächlich sein oder beruht dieser Glaube nur auf unserer Fähigkeit sich die Welt besser auszumalen, als sie ist?

Den Kreislauf der Wiedergeburten konnte man nur durchbrechen, wenn man Samadhi erlangte, die Erleuchtung. Erst dann war man nicht mehr ans Karma gebunden, an das Gesetz von Ursache und Wirkung.

Jede Tat, jeder Gedanke, jede Regung, ob gut, ob schlecht, hatten Folgen, da war kein Ende abzusehen, man war ans Rad der Wiedergeburten gekettet und dazu verdammt wieder und wieder auf die Welt zu kommen, bis man schließlich erleuchtet wurde.

Wenn man erleuchtet war, erzeugte man kein Karma mehr, weil die Handlungen absichtslos wurden, es ging nicht mehr um Gewinn oder Verlust, um Ansehen und Status, man tat nichts mehr, um damit etwas anderes zu erreichen, sondern einfach, weil es gerade getan werden musste. Die Quelle der Wünsche war versiegt, und es gab keine Ziele mehr.

Ob Hölle, Paradies, Jungfrauen, Fegefeuer oder Wiedergeburt, das eine wie das andere waren Dogmen, die ich nicht hinnehmen wollte.

Einerseits wurde im Yoga gerne davon geredet, dass nur das Hier und Jetzt zählte, davon, dass man in jedem Augenblick der Gegenwart voll und ganz da sein sollte, weil es nichts anderes gab. Aber wenn man nicht mehr weiterwusste, verwies man auf ein nächstes Leben in der Zukunft.

Es gab verschiedene Arten von Karma. Zunächst existierte eine Art Speicher, Sanchita Karma, alle Taten der Vergangenheit, deren Folgen sich noch nicht manifestiert hatten, waren hier gesammelt, und wenn man zur Welt kam, wurde einem ein Teil dieses Karmas mitgegeben, das nannte sich Prarabda Karma. Das waren die Früchte früherer Leben, die wir aktuell ernten sollten, also eine Art Schicksal. Und während man dieses Schicksal erfüllte, häufte man neues Karma an, Agami Karma, das gespeichert wurde für später mal, um wieder Sanchita Karma zu werden.

Wenn Menschen nun erleuchtet wurden, mussten sie nicht mehr ihr Prarabda Karma, ihr aktuelles Schicksal, ausleben, sondern verbrannten auch Karma aus dem Speicher, so kam es, dass man nach der Erleuchtung schwer krank werden konnte oder dass einem schlimme Dinge widerfuhren. Das war der Grund dafür, dass Ramakrishna Paramahamsa mit fünfzig Jahren an Kehlkopfkrebs gestorben war, der Grund, warum Swami Sivananda an Diabetes erkrankt war und einiges mehr.

Dies alles erklärte uns ein Mann mit einem deutlich schwäbischen Akzent. Ich glaubte eine Lücke in dem System zu entdecken. Ansgar, wie der Schwabe hieß, der spirituelle Namen ablehnte, war schon seit über zwei Jahrzehnten auf dem Yogaweg und betonte immer wieder, dass wir ihm nicht glauben müssten. Das, was er uns erzählte, seien keine Glaubensfragen, das seien Dinge, die einem offenbart wurden, wenn man dem Pfad zur Freiheit nur gewissenhaft folgte. Die Gesetze des Karma wurden enthüllt in Visionen, an deren Richtigkeit man keinen Zweifel hegen konnte. Das war nichts, was sich jemand ausgedacht hatte. Das Wissen blieb uns nur verschlossen, weil wir verblendet waren von Gier und Habsucht und Bequemlichkeit, weil wir Wissen nicht von Nicht-Wissen unterscheiden konnten.

- Wenn man erleuchtet wird und früh stirbt, weil man Karma aus dem Speicher auslebt, doch der Tod eintritt, bevor der Speicher leer ist – was passiert dann mit dem verbleibenden Karma?, wollte ich von Ansgar wissen.

- Siehst du, entgegnete er, das ist das Problem. Ihr versucht immer alles zu verstehen. Ihr seid stolz auf euren analytischen Verstand und sucht immer nur nach Fehlern im System. Und dann freut ihr euch, wenn ihr glaubt, einen gefunden zu haben. Und wundert euch, dass das System nicht funktioniert. Bhakti, ein wenig mehr Hingabe, ist für uns Westler vonnöten und nicht noch mehr Intellekt.

Ein Religionswissenschaftler wie Eliade hätte mir wohl eine andere, für mich in dem Moment befriedigendere Antwort gegeben, doch möglicherweise hatte Ansgar eher recht.

Was mir oder meinem Intellekt nicht behagte, war nur, dass keine Interpretationsmöglichkeiten in andere Richtungen bleiben sollten.

In der Homöopathie spricht man von einer Erstverschlimmerung, wenn sich die Krankheitssymptome am Anfang der Behandlung verstärken. Dieses Wort war auch auf Yoga-Retreats zu hören. Wenn man für zwei Wochen intensive Praxis irgendwohin kam und sich erst mal erkältete, war das nur eine Erstverschlimmerung und Zeichen einer inneren Reinigung. Schmerzen wurden allgemein so gedeutet, dass Prozesse in Gang kamen und alte Muster aufgelöst wurden. Schmerzen in den Knien rührten daher, dass man Angst hatte, und nicht daher, dass man das Gelenk etwa falsch belastete. Schlaflosigkeit zeigte, dass man viel Prana angesammelt hatte.

Ich erzählte niemandem von den gewalttätigen Träumen, die ich fast immer bekam, wenn ich mich einige Tage intensiver um meine Praxis kümmerte. Da wurde wahrscheinlich nur emotionaler Müll entsorgt.

Man durfte nur nicht zweifeln auf dem Weg, man musste beharrlich weitermachen. Yoga war ein seit Jahrtausenden erprobtes System, man brauchte sich nur auf seine Praxis zu konzentrieren, der Rest würde sich schon ergeben.

Ich beneidete Menschen wie Ansgar um ihren Glauben, aber in erster Linie, weil ich annahm, ihr Leben sei durch diesen Glauben leichter als meins.

Gleichzeitig argwöhnte ich, dass Ansgar sich auch deswegen auf dem richtigen Weg glaubte, weil andere ihm vertrauten. Wenn so viele Menschen den Worten aus deinem Mund Glauben schenken, kannst du ja kaum falsch liegen, oder?

So ging es mir mit dem Schreiben. Wenn es Leser gab, die sich in meinen Vorstellungen und Werten und Emotionen wiederfanden, dann konnte doch meine Perspektive auf dieses Leben nicht ganz verkehrt sein. Doch dasselbe glaubten die Leser umgekehrt ja auch.

Wenn es Menschen gab, die das Gefühl hatten, dass ich ihr Leben mit meinen Texten maßgeblich bereicherte, dann musste doch etwas dran sein an diesen Texten.

Wen scherte es schon, dass ich mittlerweile zu der Überzeugung gelangt war, die Lüge beginne, noch bevor der Stift das Papier berührte? Alles, was ich im Kopf formulierte, war überhöht oder untertrieben, von Anfang an auf Wirkung ausgelegt, und selbst wenn es das nicht war, war der Ausschnitt der Realität, den ich beschrieb, immer unbefriedigend klein und wurde den sich ständig ändernden Wahrheiten nicht gerecht.

Dennoch bestärkte mich die Energie der Leser.

Und gleichzeitig verlor ich den Respekt vor ihnen, weil sie auf meine Blenderei hereinfielen. Das passierte mir auch mit Frauen. Wenn sie von so jemandem wie mir beeindruckt waren, konnte so viel an ihnen nicht dran sein.

Da ist dieser Typ, der glaubt an alles, was ich mach, jeder Scheiß, den ich schreib, geht im unter die Haut und über jeden schlechten Witz muss er lachen. Wenn es mir dreckig geht, dann findet er sich darin wieder, singt Tom Liwa.

Jeder, der auf die eine oder andere Art in der Öffentlichkeit steht, kennt solche Leute. Doch man redet nicht schlecht über sie. Schließlich sind sie Besitzer der Hände, die einen füttern.

Man verschweigt so vieles. Es gibt kaum Yogalehrer, die über Verspannungen klagen oder Rückenschmerzen, die von Zweifeln sprechen und Schwierigkeiten in der Meditation, von Langeweile und Überdruss, von Verletzungen, die sie sich während des Übens zugezogen haben. Es gibt kaum Autoren, die öffentlich zweifeln, ob Lesen nicht möglicherweise nur eine unnütze Anhäufung von Informationen ist, die nie richtig verstanden und nie verwertet werden. Die sich laut fragen, ob diese Art der Unterhaltung nicht völlig belanglos ist, wie jede andere Form der Unterhaltung auch.

Leonard Cohen sagt im Interview: *Die Tatsache, dass die Leute kommen, um dich zu sehen, ist nicht notwendigerweise ein Hinweis darauf, dass etwas Besonderes geschieht.*

Es gibt kaum Menschen, die Aufmerksamkeit suchen und zugeben, dass eine Ahnung sie quält: die Ahnung, dass man diese Aufmerksamkeit nicht verdient hat.

Als ich Mutter Teresas Aufzeichnungen *Komm, sei mein Licht* las, bekam ich eine Idee davon, dass Glauben oft eine Einbahnstraße ist und Weltbilder in erster Linie Fiktionen, Dinge, die man sich irgendwie zusammenreimt.

Mutter Teresa, die Frau, die im Zug Jesus gehört hatte, die eine Erscheinung gehabt hatte, an der ihr kein Zweifel blieb, Mutter Teresa, die eine Aufgabe gehabt hatte im Leben und die so viele Menschen inspiriert hatte, Mutter Teresa hatte jahrzehntelang unter etwas gelitten, das sie *innere Dunkelheit* nannte. Das Fehlen Gottes.

Die Leute sagen, dass sie sich näher zu Gott gezogen fühlen, wenn sie meinen festen Glauben sehen, schreibt sie. *Ist das nicht ein Betrug an den Leuten?*

Jedes Mal, wenn ich die Wahrheit erzählen wollte – dass ich keinen Glauben habe –, kommen die Worte einfach nicht – mein Mund bleibt verschlossen.

Sie leidet still. *Die meisten Menschen führen ein Leben in stummer Verzweiflung.* Nur einigen wenigen Geistlichen offenbart sie sich. Einem schreibt sie: *Beten Sie nur, dass ich nach außen hin Freude bewahren kann. Ich täusche die Menschen mit dieser Waffe.*

Der österreichische Pater Joseph Neuner hilft ihr schließlich mit folgender Interpretation: *Das sichere Zeichen für Gottes verborgene Gegenwart in dieser Dunkelheit ist das Dürsten nach Gott, das heftige Verlangen nach zumindest einem einzigen Strahl Seines Lichtes. Niemand kann sich nach Gott sehnen, ohne dass Gott in seinem Herzen gegenwärtig ist.*

Dieses Paradoxon ist möglicherweise wahr, doch Mutter Teresa suchte den Fehler bei sich, kam sich unzulänglich und mangelhaft vor, der Liebe und der Gegenwart Gottes nicht wert. Dabei müsste sie ja gewusst haben, dass wir in seinen Augen alle gleich sind.

Sorgen und Leiden, Eileen, sind nichts anderes als ein

Kuss von Jesus – ein Zeichen dafür, dass du Jesus so nah gekommen bist, dass er dich küssen kann – ich glaube, das ist die schönste Definition des Leidens, so schreibt sie an eine Vertraute.

In dem Buch *Kupidos Chronik* des Südafrikaners André Brink sagt ein Missionar zu dem Einheimischen, der bekehrt worden ist: «*Verstehst du denn nicht? Ich brauche* dich, *damit du* mir *hilfst zu glauben.» […] Mein Erfolg als Missionar, mein Missionarsein als solches, hing davon ab Leute zu bekehren. Von diesen war Bruder Kupido bislang der Wichtigste. Wenn er an seiner Mission zu zweifeln begann, dann wäre alles, was ich getan, alles, was ich geglaubt, […], mein ganzes Ich als solches, vergebens gewesen und verlöre seine Bedeutung. Ganz einfach, ich benötigte diesen kleinen, gebeugten, hinkenden Mann, um zu wissen, wer ich bin.*

Glauben lernt man von Menschen, die es nicht tun.

Systeme, in denen alles, was geschieht, positiv gedeutet wird, sind der Lebensfreude sicherlich zuträglich, aber sie überzeugten mich nicht. Jedes Problem birgt die Möglichkeit zu persönlichem Wachstum, aber die Welt immer zwanghaft in dieselbe Richtung deuten, unterscheidet sich in meinen Augen kaum von der Angewohnheit, alles schwarzzusehen. Nur weil man die Kehrseite der Depression lebt, ist man noch nirgends angekommen.

Im Yoga, wo es auf der körperlichen Ebene um Flexibilität ging, vermisste ich diese Flexibilität im Geist. Alles konnte und durfte nur innerhalb des Systems interpretiert werden. Offenheit war unerwünscht.

Die Füße im Nacken zu verschränken oder aus dem Handstand seine Fußsohlen auf dem Kopf abzusetzen ist eine Sache, auf diesen Straßen, die angeblich zur Erleuchtung führten, eine Möglichkeit zum Wenden zu finden, eine andere.

Wenn die ganzen Meister, Lehrer, Lichtfiguren und Prominenten mit den beweglichen Körpern nie dort ankamen, wo wir alle hinwollten, woher wollten sie dann wissen, dass sie und damit auch wir auf dem richtigen Weg waren?

Möglicherweise waren die Suche, das damit verbundene Leiden und die Probleme nicht so schlimm. Schlimmer waren die Lösungen, die angeboten wurden, aber nicht zu funktionieren schienen.

Es war nicht so sehr die Dunkelheit der Nacht, die mich störte, sondern die abscheulichen Lichter, die der Mensch erfunden hatte, um diese Dunkelheit zu erhellen, schreibt Kerouac.

Immer noch hatte ich niemanden gefunden, von dem ich glaubte, er sei erleuchtet.

Ich wollte den Fehler nicht nur bei mir suchen, bei meinem Intellekt, meiner mangelnden Praxis, meinem Unwillen in Indien nach einem Guru zu suchen, meinen Charakterdefekten und nicht geöffneten Chakren. Es musste etwas geben, das sichtbar war, das mir nicht verborgen blieb wie Lichter in der Meditation, wie die Stimme Gottes, wie eine innere Sicherheit.

Es musste etwas geben. Das konnte doch nicht alles nur reines Wunschdenken sein. Jemanden, der die Antworten wusste, weil die Fragen weggefallen waren, musste man doch erkennen können. Jemanden, der in mehr als eine Richtung denken konnte und nicht auf Dogmen beharrte, jemanden, der den blinden Glauben und die Straßen und Wege verlassen hatte, jemanden, der in einem Meer schwamm, das Leben hieß.

Spiel es noch mal, es klingt jedes Mal anders

Kneipen und Bars waren für mich zu Orten geworden, an denen ich mich kaum noch aufhielt, weil ich mich dort meist langweilte. Auch Abende unter Freunden bei irgendjemandem zu Hause waren anders als früher, denn nach ausreichend alkoholischen Getränken drehten sich die Gespräche auf nervtötende Weise im Kreis. Ich saß da und dachte: Das hast du vor fünf Minuten schon mal gesagt. Dann wendete ich den Kopf und dachte: Und du hast genau das Gleiche entgegnet. Und das war stets der geeignete Zeitpunkt, um sich zu verabschieden, wenn man nicht in einer Endlosschleife gefangen werden wollte.

Der Langweiler, der immer als Erstes ging, war ich, und die anderen wussten, wie man einen Abend lustig gestaltet. Trinken und lange aufbleiben interessierten mich einfach nicht mehr.

Ich war mit einer Frau Essen gewesen und sie wollte gerne noch einen Cocktail trinken, und ich spekulierte darauf, dass zwei, drei Drinks ein Verlangen nach Nähe in ihr entfachen könnten. Eine Nähe, die sich auf Haut an Haut reduzierte und meilenweit Platz ließ zwischen zwei Menschen, die ohnehin sehr unterschiedliche Vorstellungen hatten. Eine Nähe, die mir erlauben würde, die Kontrolle zu behalten.

Meine Beziehung zu der Frau, mit der ich zusammengewohnt hatte, war in die Brüche gegangen wie meine Lieblingstasse, und ich suchte nicht oft nach einem Schuldigen und dachte kaum mehr an die Sankalpas.

Sankalpa kann mit Entschluss übersetzt werden. Yoga Nidra, der Schlaf des Yogi, ist eine Entspannungstechnik, bei der man auf dem Rücken liegend hellwach bleibt, den Geist aber weitgehend leert. Dieser Zustand war angeblich ein fruchtbarer Boden für ein Sankalpa, einen guten

Vorsatz. Wie oft hatte ich mir vorgenommen, Tatiana ein guter Partner zu sein, und ich war ein ums andere Mal gescheitert. Ich hatte nicht den Entschluss gefasst, nicht mehr mit ihr zu streiten, denn dann würde nur *streiten* im Unterbewusstsein verankert werden. Die Negierung brachte einen nicht vorwärts, man brauchte eine positive Formulierung: Ich möchte Tatiana ein guter Partner sein. Ich hatte Samen gesät, aber sie waren nicht gekeimt, und nun wohnte ich wieder allein. Das Ende einer Beziehung fühlt sich meistens an wie persönliches Versagen, egal ob man verlassen wird oder selber geht. Das Gefühl von Schuld hatte anfänglich dazu geführt, dass ich noch mehr übte, länger meditierte, mehr Atemübungen machte und zu meiner fast täglichen morgendlichen Praxis auch noch eine Nachmittagseinheit hinzufügte.

Zudem hatte ich einen fertigen Roman zu Hause, den kein Verlag haben wollte, zwei Jahre Arbeit steckten darin, und mein Leben wäre mir vorgekommen wie ein Boot im Wald, wenn Yoga nicht gewesen wäre. Ich ging nicht unter, aber es ging auch nicht vorwärts. Außer beim Yoga, da war kein Stillstand.

In diesem Zustand war ich, als die Aussicht auf ein wenig bedeutungslosen Sex mich in eine Bar trieb. Es war dieselbe, in der ich Kim hatte Tomatensaft trinken sehen. Und auf der gegenüberliegenden Straßenseite kiffen. Und heute stand er hinter der Theke und bediente.

- Hallo Özgür, grüßte er mich, und ich sagte nur Hallo, doch meine Augen müssen geleuchtet haben.

Das war der letzte Ort, an dem ich ihn vermutet hätte. Irgendwie hatte ich geglaubt, dass ich es schon mitkriegen würde, wenn er in der Stadt wäre, die Yogaszene war trotz der vielen Schulen überschaubar. Ich hatte gedacht, er würde wieder unterrichten, und das würde sich unweigerlich herumsprechen.

Am liebsten hätte ich Kim umarmt, ihm erzählt von meinen letzten sechs Jahren Yoga, von meiner Ashtanga-Praxis, von den Workshops und Retreats, von meiner vergeblichen Suche nach Meistern, von meiner Arbeit an meinen Rückbeugen, von seinem Einfluss auf mich.

Ich bestellte einen Tomatensaft und hörte der Frau, mit der ich ins Bett wollte, nicht mehr richtig zu. Hätte man mich vor die Wahl gestellt die halbe Nacht zu vögeln, oder mit Kim zu reden, die Entscheidung wäre leicht gefallen.

- Ich hätte nicht gedacht, dass du hinter einer Theke stehst, sagte ich.

- Ohne das Rauchverbot würde ich das auch nicht tun, entgegnete er.

- Unterrichtest du denn nicht mehr?

- Nein.

- Warum, wenn ich fragen darf?

- Das ist eine lange Geschichte.

Die Frau ging irgendwann deutlich angetrunken, aber angeheitert nach Hause, und ich blieb, blieb lange.

Als die meisten Gäste gegangen waren, hatte Kim Zeit, sich mit mir zu unterhalten, und die lange Geschichte, die er zu erzählen hatte, hätte verbittert klingen können, doch er schien gelassen, so wie ich ihn kannte.

Was ich nicht so recht begriff, war, warum er mir traute. Möglicherweise wollte er mich warnen, vielleicht war da dieses irre Glitzern in meinen Augen, wenn ich von Yoga sprach.

Er war damals nach Indien gegangen, dem Land seiner Vorfahren väterlicherseits. Dort hatte er über ein halbes Jahr in einem Ashram verbracht, wörtlich *Ort der Anstrengung*. Man lebt in einer Gemeinschaft und geht spirituellen Praktiken nach. Es war Kim falsch vorgekommen, als Westler in Indien unter lauter Westlern zu leben, also war er nach Amerika gegangen, um dort in einem anderen Ashram zu wohnen.

- Ich wollte gar nicht für immer dortbleiben, sagte er, ich wollte wissen, ob das vielleicht eine Option ist, etwas, das ich machen kann, wenn alles andere im Leben schiefläuft. Ich wollte einen Rückzugsort finden, den mir niemand nehmen kann. Doch die Leute dort mit ihrem Plastikdauerlächeln und ihrer betonten Sanftheit und ihrem ewigen Verständnis und ihrer angeblichen Offenheit sind mir auf die Nerven gegangen, aber was soll's, habe ich mir gedacht. Draußen gehen mir die Leute auch auf die Nerven, und hier kann ich den ganzen Tag freundlich sein, ohne dass jemand etwas Anderes dahinter vermutet.

Doch irgendwie kam es mir auch so vor, als seien da auf eine Art nur Versager versammelt. Menschen, die es draußen zu nichts gebracht haben, die verloren waren in dieser materiellen Welt, in der sie nie einen Erfolg verbuchen konnten. Menschen, die sich nur der Spiritualität zugewandt haben, weil sie sonst gescheitert sind. Wie lauter Impotente, die Keuschheitsgelübde ablegen, auf die sie dann auch noch stolz sind.

Es gab natürlich auch andere, gerade in Amerika. Aber die waren auch nicht besser. Diese Menschen, die alles erreicht hatten, eigene Firma, dickes Auto, attraktive Frau, großes Haus mit Pool, und dann kommt irgendwann der Zusammenbruch und sie reden von Burnout und davon, wie das alles nicht glücklich macht. Aber sie sind mit der gleichen Verbissenheit, oder was immer das ist, beim Yoga. Der Motor, der sie treibt, ist immer noch derselbe, immer dem Glück hinterher, Vollgas, pursuit of happiness. Die würden alles tun, nur nicht mal kurz stehenbleiben und durchatmen.

Und schließlich war ich zurück in Deutschland auf einem Kundalini-Retreat. Da habe ich eine sehr unangenehme Erfahrung gehabt und seither habe ich keinen Ashram, keine Yogaschule mehr von innen gesehen, bin auf keinem Workshop oder sonst was gewesen.

Ich wollte nicht nachhaken, ich hatte keine Ahnung, was die unangenehme Erfahrung gewesen sein könnte, aber ich wusste auch nicht, warum er es ausgerechnet jetzt und ausgerechnet mir erzählen sollte.

- Übst du nicht mehr?, fragte ich nur.

- Doch, sagte er, aber wenig und vorsichtig.

Etwas später, kurz vor der Sperrstunde, ging ich nach Hause, und wir verabschiedeten uns, ohne Nummern ausgetauscht zu haben. Er war mein Lehrer gewesen, und allein die Tatsache, dass er nun hinter einer Theke stand, reichte nicht aus, dass ich meine Scheu überwand. Noch immer hatte ich manchmal seine Worte im Ohr, wenn ich übte, ich konnte ihm nicht auf Augenhöhe begegnen.

Zu Hause drehte ich mir einen Joint, löschte das Licht, rauchte in der dunklen Küche sitzend und fragte mich, ob Kim auch daheim rauchte. Oder schon auf dem Weg dorthin. Ich fragte mich, ob sich auch mein Yogaweg als eine Art Sackgasse entpuppen mochte, was Kim wohl widerfahren war und wie bald ich erneut in die Bar gehen würde, um ihn wiederzusehen.

Die letzte Frage stellte ich mir in den nächsten zwei Tagen noch häufiger. Am Nachmittag des dritten Tages kamen per Mail zwei weitere Absagen für mein Manuskript, und ich entschloss mich in die Sauna zu gehen, anstatt auf dem Sofa zu liegen und Trübsal zu blasen.

Kim lag auf einer Liege, hatte nur ein Tuch um die Hüften und in der Hand hielt er etwas, das dazu führte, dass sich mein Herzschlag unnatürlich beschleunigte: meinen letzten Roman.

Wusste er, dass sein Schüler und der Autor des Buches dieselbe Person waren? Wenn nein, musste ich es ihm sagen? Würde er ein anderes, möglicherweise falsches Bild von mir bekommen, durch die Worte, die veröffentlicht worden waren? Warum war ich sonst oft stolz auf mein Leben als Schreiber, aber vor Kim war es mir peinlich?

Bücher waren ein wenig wie Asanas. Ich ahnte, wie sie aussehen mussten, ich ahnte, was Vollendung bedeuten konnte, aber ich hatte nie das Gefühl, auch nur in die Nähe zu gelangen. Irgendwie glaubte ich, Kim könne das besser sehen als andere. Er könne durch die Sätze hindurchsehen in eine innere Leere, gegen die ich anschrieb.

- Hallo, sagte ich, meine Stimme überschlug sich fast.

Kim schaute hoch, sagte auch Hallo und legte das Buch beiseite.

- Wie geht's?

- Gut, sagte ich, aber ich wusste nicht, ob es die Wahrheit war. Adrenalin überdeckte alles.

- Und selbst?, wollte ich wissen.

- Auch gut. Wie soll es schon gehen, wenn man unter der Woche nachmittags in der Sauna ist und liest?

- Hm.

Er lächelte und versuchte etwas in meinem Gesicht zu lesen, vielleicht den Grund für meine Verwirrung, doch ich versuchte zu verstecken, was er erkennen wollte.

So stand ich einige ungelenke Sekunden dort, und weil ich mich weder verabschiedete noch einfach weiterging, fragte ich:

- Gefällt dir das Buch?

Ich deutete mit dem Kopf auf den Roman, der neben ihm auf einem Tischchen lag.

Kennst du es?

Ich nickte. Das kam mir verlogen vor. Wir setzten gleichzeitig an zu reden und verstummten auch gleichzeitig.

- Erst du, sagte ich.

- Es ist gute Unterhaltung, sagte Kim, in dem Sinne, dass alles ein wenig beiläufig ist. Es kommt nicht so bedeutungsschwer daher. Eigentlich steht gar nicht viel drin, aber dann irgendwie doch.

Ich kam mir vor wie ein Betrüger, aber die Worte nahm ich als Kompliment.

- Ich hab's geschrieben, sagte ich, und mir wurde heiß. Heißer als in der Sauna.

Kim nahm das Buch in die Hand und schaute auf das Cover.

- Özgür Yolcu. Özgür, hätte man eigentlich drauf kommen können. Ich kann immer noch die Namen meiner ehemaligen Schüler, aber mit Autoren strenge ich mich nicht an. Ich lese die Bücher, die mir zufällig in die Hände geraten.

Das war eine deutlich andere Art zu lesen als meine, und ich glaubte in dem Moment, es wäre auch die entspanntere.

Mehr redeten wir an diesem Tag nicht mehr über das Thema und das war mir mehr als recht. Den nächsten Saunagang machten wir gemeinsam und ich fragte mich, ob Kim es angenehm fand, dass ich ihn nicht nach seiner Erfahrung beim Kundalini-Retreat fragte.

Sehr bald redeten wir über Musik. Wir mochten die gleiche Art von Bass, Reggae, Hiphop, Drum 'n' Bass, Dub. Den Journey-to-Jah-Sweater hatte Kim damals nicht nur getragen, weil er sich auf diesem Weg befand, sondern auch weil er das Album mochte.

Wir redeten über Yoga, über bestimmte Asanas und bekannte Lehrer, wobei ich die DVDs erwähnte, die ich daheim hatte, und Kim interessierte sich für die von Duncan Wong, den er für einen eitlen Schmock hielt, wie er sich ausdrückte, dessen Version von Yoga er aber kennenlernen wollte. Wir verabredeten uns nächste Woche gemeinsam in die Sauna zu gehen, und ich brachte ihm die DVD mit.

Aus einem Nachmittag, an dem ich versucht hatte, mir den Tag zu retten, wurde in den nächsten Monaten ein regelmäßiger Termin. Oder auch: Aus Verzicht auf Sex ergab sich Nähe.

Schlangenkraft

Kundalini ist die Kraft, die jedem Menschen eigen ist und sich ruhend am Ende der Wirbelsäule befindet und symbolisch in Form einer schlafenden, eingerollten Schlange dargestellt wird. Bestimmte yogische Techniken sollen diese Schlange wecken, wobei die Kraft dann durch die Chakren, die Energieknotenpunkte, die Wirbelsäule hochfließt. Eine Energie, die man laut den Büchern über Tantra, die ich gelesen hatte, auch durch Sex wecken konnte.

Kundalini, deren angebliches Erwachen ich schon bei einigen Yogis gesehen hatte. Sie zuckten, als hätten sie einen epileptischen Anfall, rollten die Augen, bis man nur noch das Weiße sah, warfen sich mit Verve von einer Asana in die andere und zitterten wie manche Menschen beim Orgasmus.

Kundalini, von der ich nicht wusste, ob ich an sie glauben sollte oder nicht.

Es dauerte sechs Wochen, bis ich Kim nach seinen Erfahrungen beim Kundalini-Retreat fragte. Es war ein warmer Frühlingstag, wir lagen nebeneinander im Außenbereich auf Plastikliegen.

- Klar sind bei so etwas Leute, die irgendwelche Erfahrungen machen oder gemacht haben: Hitze, welche die Wirbelsäule hochsteigt, heftiges Kopfnicken, Kälte oder Taubheit in den Händen oder Füßen, rote Flecken auf dem Körper auf Höhe der Chakras und all das, sagte er. Ich selber habe nie etwas Derartiges erlebt, und ich war nicht vorbereitet auf das, was passiert ist. Zuerst konnte ich nicht schlafen, wie nach zu vielen Rückbeugen. Zu viel Prana, habe ich gedacht, aber dann hat sich auch noch meine Wahrnehmung verändert. Zunächst kaum merklich. Das ging nach und nach, ich bin da so sukzessive reingerutscht. Ich fand alle Dinge schön, als würde alles einen eigenen Glanz bekommen, die Farben schienen stärker zu leuchten, und alles schien nur noch aus Energie zu bestehen. Eines Morgens musste ich dann mitten in den Übungen aufhören. Es ging einfach nicht mehr. Es hat mich überwältigt, es war zu viel, ich habe mich nur noch in Ehrfurcht umgeschaut. Wie von Ferne habe ich den Lehrer meinen Namen rufen hören, er wollte etwas von mir wissen, glaube ich. Ich habe ihn nur angesehen, und es war so schön. So schön. Es gab für mich keinen Grund weiterzuüben. Üben, das kam mir überflüssig vor, so sinnlos, dass ich darüber lachen musste. Irgendetwas in mir hat schon begriffen, dass man in einem Raum, in dem gerade praktiziert wird, nicht einfach aufhören kann sich zu bewegen und dann mit großen Augen umherschauen. Und wenn der Lehrer etwas sagt, bricht man in Gelächter aus. Aber ich konnte nicht anders, es war stärker als das, was ich noch verstanden habe. Ich habe den Mund aufgemacht und wollte es erklären, aber auch die Worte schienen lächerlich. Ich habe nicht nur keinen Satz zusammengebracht, sondern nicht mal einen Laut hinbekommen. Und dann bin ich nach vorne gegangen und habe mich vor dem Lehrer verneigt. Ich bin auf die Knie gefallen und habe mit meiner Stirn seine Füße berührt. Wahrscheinlich, weil alles so schön war, weil der Lehrer ein Ausdruck Gottes war und ich sagen wollte, dass mein Handeln keinen Ungehorsam darstellt, aber ich auch keine Worte dafür habe.

Ab dem Morgen war es richtig heftig, und es ging noch einige Tage so. Die meiste Zeit war ich auf meinem Zimmer und habe das Fensterbrett bestaunt und die Bäume draußen. Ich konnte nicht reden, ich konnte niemandem erklären, was gerade passierte, und ich kann es im Nachhinein immer noch nicht.

Sie wollten, dass ich auf dem Zimmer bleibe, so viel habe ich wohl noch mitbekommen, aber nicht, dass sie mein Mobiltelefon genommen haben, um nach Nummern zu suchen, damit sie jemanden finden, der mich abholen kommt. Doch das Telefon war aus, und ich wusste die PIN nicht mehr, ich wusste sie wirklich nicht mehr, und dann haben sie mich in eine geschlossene Anstalt einweisen lassen. Dort wurde eine Psychose diagnostiziert, obwohl es schon schwächer wurde. Die Instanz in mir, die die Sachen bewerten konnte wie ein ... wie ein normaler Mensch, trat wieder stärker in den Vordergrund, aber das hat alles nur noch schlimmer gemacht. Auf einmal sitzt du in der Ergotherapie mit so einer blonden Vettel, die ihr Leben lang mit scheinbar Verrückten zu tun hatte. Die redet mit dir wie mit einem Grundschüler und dann soll ich Figuren aus Ton formen. Ich bin gelernter Schreiner, ich wusste nicht, was ich in der Ergotherapie soll, das hat mich aufgeregt, aber das schien dem Herrn Psychiater ein Widerstand gegen die Behandlung zu sein. Die ganzen Pillen, die sie mir gegeben haben, habe ich gar nicht erst geschluckt, und wenn ich nicht drum herum kam, habe ich sie so bald wie möglich wieder ausgekotzt. Kunjar Kriya hat sich ausgezahlt.

Er lächelte.

Kunjar Kriya ist eine Reinigungsübung, bei der auf nüchternen Magen Salzwasser getrunken und dann wieder erbrochen wird.

- Was mich wirklich aufgeregt hat, war nicht diese bekloppte Anstalt, sondern diese sogenannten Yogis, diese Kundalini-Experten, die nichts Besseres zu tun hatten, als mich einweisen zu lassen. Die haben doch keinen Schimmer, die unterrichten einfach irgendetwas, was sie auch nur aus Büchern gelernt haben oder von Meistern, die ebenfalls keinen Durchblick haben. Die erzählen was von Mitgefühl und Liebe, aber wenn es schiefläuft, dann heißt es: Ab in die Klapse. Was wollen solche Leute mir eigentlich beibringen?

Er hatte so sehr Recht, dass wir einige Minuten schwiegen.

- Hast du schon mal Pilze genommen oder LSD?, fragte ich.

Er schüttelte den Kopf.

Ich hätte gerne gewusst, ob das so ähnlich ist wie die Erfahrung, die du gemacht hast.

Was er erzählt hatte, klang für mich nach einem Trip, der Kopf ist voller Gedanken, alles scheint klar, doch sobald man etwas sagen möchte, bekommt man die Worte nicht zusammen, abgesehen davon, dass sie ohnehin ihres Sinnes entleert scheinen.

- Ich glaube nicht, dass ich das ausprobieren möchte, sagte Kim. Weißt du, das Ganze war schön als Erfahrung, aber die Begleiterscheinungen waren unangenehm. Ich habe keine Angst, aber ich will nicht dorthin zurück. Schlimmstenfalls wirst du entmündigt und musst für den Rest deines Lebens Aschenbecher, Blumenvasen und Schlüsselbrettchen formen, und die blonde Vettel mit ihren Haaren wie frisch aus der Fritteuse erscheint dir wie ein Ausdruck Gottes, den du nicht müde wirst zu bewundern. Nee. Ich übe viel weniger und ganz vorsichtig, seit ich aus der Klapse bin. Psychose, Kundalini, spirituelle Erfahrung, das ist mir egal, ich habe keine Lust, mein Leben sabbernd auf irgendwelchen Tranquilizern zu verbringen.

- Das erste Mal habe ich von Kundalini gelesen in einem Buch über Tantra, sagte ich, noch bevor ich Yoga gemacht habe.

- Das, was sie einem hier als Tantra verkaufen, oder?, fragte er. Nicht eine Philosophie, sondern eine Möglichkeit, seine Sexualität auszuleben und dabei auch noch Erleuchtung zu erfahren.

- Ja, sagte ich. Ich wollte unbedingt kommen können ohne zu ejakulieren.

Kim bekam einen Lachanfall und mir wurde heiß, alle Poren öffneten sich um etwas Schweiß auf meiner Haut zu hinterlassen.

- Warum lachst du?

- Weil es lustig ist. Das war ursprünglich eine Geheimlehre und heute kannst du in Büchern nachlesen, wie man seinen Samen zurückhält, als ginge es darum. Es ist alles so falsch hier, es läuft verkehrt, das Gefühl habe ich nicht erst seit der Klapse. Trockene Orgasmen sind so hilfreich wie, in die Sauna zu gehen.

Ich sah ihn verständnislos an.

- Es tut gut, sagte er. Aber es ändert nichts. Dann kannst du halt achtzig Mal am Tag kommen. Oder eine Stunde lang. Na und? Glaubst du ernsthaft, davon wird man glücklich?

- Du hast uns früher immer erzählt, wir sollten uns drei schöne Momente des Tages vergegenwärtigen.

- Du bist doch Schriftsteller, sagte er.

Verwirrt blickte ich ihn an.

- Du schreibst deine Irrtümer auf und veröffentlichst sie als Buch. Klar ist es besser sich zu freuen, als es nicht zu tun, aber zurzeit würde ich sagen: Auch Freude führt zu nichts. Sie ist auch Leid, wie Buddha sagt. Auch achtzig Orgasmen haben mal ein Ende und dann musst du immer noch ein ganz normales Leben führen.

Er lachte erneut, als habe jemand anders einen guten Witz gemacht, er lachte, dass sich schon Leute nach ihm umdrehten. Ich musste an Silvia denken, ihr resigniertes Kopfschütteln. *Das bringt doch nichts*. Jetzt, Jahre später, begriff ich langsam, dass ihre Einstellung nichts mit Faulheit oder mangelnder Disziplin zu tun gehabt hatte, sondern wahrscheinlich mit mehr Lebenserfahrung.

- Das ist leichter zu sagen, wenn man schon da ist und sich keine Illusionen mehr macht, meinte Kim.

Ich fühlte mich ertappt. Das war ein Gedanke, den ich ja auch schon für mich formuliert hatte, aber dennoch konnte ich nicht ablassen von meinen Wünschen.

- Weißt du, sagte Kim, in Indien im Ashram war eine Frau, eine Französin, die hatte Ausschlag im Gesicht, keine Ahnung, was genau, sah für mich nicht aus wie Neurodermitis. Am Anfang habe ich gedacht, dass das alles nichts bringt, Yoga, gesundes Essen, Meditation, wenn es was bringen würde, müsste der Ausschlag irgendwann mal weggehen. Ich habe auch nicht begriffen, warum ihr das nicht unangenehm ist, dieses sichtbare Zeichen, dass sie ein Problem hat. Elodie hat immer gelächelt, sie war freundlich und sanft, und es hatte nichts Aufgesetztes. Sie schien in Frieden zu sein, und die ersten Monate – *Monate,* betonte er – war ich überzeugt davon, dass sie irgendetwas falsch machte. Und dann eines Morgens, als sie mich grüßte, begriff ich auf einmal, dass sie es raus hatte. Als eine der wenigen. Es geht nämlich nicht darum den Ausschlag wegzukriegen, es geht darum, wie du damit umgehst. Nicht die äußere Realität muss sich ändern, sondern die innere. Du kannst auch impotent und glücklich sein.

Wieder lachte er. Als er sich beruhigt hatte, fragte er:

- Glaubst du nicht?

- Ich weiß nicht.

- Ich auch nicht, sagte er. Ich hole mir ja immer noch ab und zu einen runter.

Wieder dieses Lachen.

Ab und zu? Nur ab und zu? Das wollte ich nicht fragen.

Ich sah ihn an und fragte mich, ob ich seine Kundalini-Erfahrung auch gerne gehabt hätte. Oder Psychose, je nachdem, was es war.

Meine Übungen hatten mich noch nie in so stark veränderte Bewusstseinszustände befördert. Aber auch nicht in eine Anstalt. Hätte ich den Preis zahlen wollen für diese Erfahrung, von der Kim auch im Nachhinein nicht mit Bestimmtheit sagen konnte, was es gewesen war?

Der Science-Fiction-Autor Philip K. Dick hatte 1974 Visionen und fragte sich bis zum Ende seines Lebens 1982, ob sie göttlichen oder psychotischen Ursprungs waren.

Erfahrungen konnte man misstrauen, immer. Doch Kims Misstrauen schien tiefer zu gehen.

Auch Schulen sind Fahrzeuge und wertlos ohne Kenntnis des Ziels, schreibt Ernst Jünger. Wer von den Lehrern kannte das Ziel nicht bloß vom Hörensagen?

- Hast du eigentlich mal einen Yogi getroffen, von dem du glaubst, dass er erleuchtet war?, fragte ich Kim.

Er überlegte einige Sekunden.

- Nein, sagte er. Nein. Yoga ist auch nicht anders als die übrige Welt, überall wird etwas vermarktet. Und beim Yoga hast du Kunden, die von vorneherein bereit sind die Katze im Sack zu kaufen. Und darauf sind sie auch noch stolz, weil sie ja keine materiellen Güter anhäufen, sondern nur heiße Luft.

Spiritueller Materialismus

- Viele verharren auf einer Ebene, die ich spirituellen Materialismus nenne, sagte der Mann vorne, während ihm gut 200 Menschen zuhörten. Er nannte sich Sitaram, und vorhin bei der Meditation hatte ich die Augen aufgemacht und ihn betrachtet. Ich saß ziemlich nah an der niedrigen Bühne und konnte sehen, wie sich seine Finger in seinem Schoß bewegten, als hätte er einen Tick. Auch sein Kopf hatte ständig genickt und das Lächeln in seinem Gesicht schien mir aufgeklebt.

Er wirkte wie ein Autist. Jeder Tag hatte den gleichen Ablauf, hier in seinem Yogahaus mit den 25 festen Mitarbeitern, und während er redete, atmete er mitten im Satz immer wieder durch die Nase ein, was mir wie ein weiterer Tick vorkam. *Spiritueller Materialismus*, dass die Formulierung nicht seine war, sondern auf einen Buddhisten namens Chögyam Trungpa zurückging, fand ich erst viel später heraus.

- Spiritueller Materialismus stellt sich ein, wenn man schon ein Stück des Weges gegangen ist und zu einem Wohlbefinden gefunden hat. Der Körper ist gesund, der Geist ist ruhig und friedvoll, man hat seine Umgebung so gestaltet, dass es einem guttut, man hat Freunde, die sich auch mit spirituellen Dingen beschäftigen, man hat schlechte Gewohnheiten abgelegt, es läuft alles rund. Und dann bleibt man dort stehen, hört auf zu streben. Man verliert die Selbstverwirklichung, die Vereinigung mit Gott, aus den Augen, man vergisst das Ziel des Yoga: Samadhi. Um zur Erleuchtung zu gelangen, muss man all sein Streben darauf richten, man muss sich lösen von allen anderen Wünschen, man darf nicht einschlafen, jede Sekunde des Tages ist Yoga, alles Streben ist dem einen Ziel geweiht.

- Ich halte mich für keinen Hedonisten, aber ich habe auch nie verstanden, was falsch daran sein soll, wenn es einem gut geht. Wenn man wiedergeboren wurde – warum nicht? So schlecht war es hier doch gar nicht.

Als ich das beim Mittagessen sagte, erwiderte jemand:

- Entweder bist du schon sehr weit auf diesem Weg oder wirklich noch ganz am Anfang.

- Du bist einfach nur zu träge, sagte jemand anders, zu viel Tamas.

Eine gewisse Trägheit war mir zu eigen, fraglos, aber ich glaube, man kann sich diese Veranlagung nicht aussuchen und sie ist in vielen Menschen vorhanden, wenn auch nicht im gleichen Ausmaß.

Im Yoga unterscheidet man drei Eigenschaften, Gunas genannt. Es gibt Tamas, die Faulheit, Trägheit, das Schwere, Rajas, das Feurige, die Unruhe, und Sattva, das Reine, das Ausgeglichene. Alles, was ist, besteht aus veränderlichen Anteilen dieser Eigenschaften und der Yogi strebt danach sattvig zu leben. Er vermeidet Speisen, denen tamasige oder rajasige Eigenschaften zugeschrieben werden, wie Zucker und Alkohol, Chili und Knoblauch.

Ein ähnliches Prinzip gibt es im Ayurveda. Dort unterscheidet man drei Doshas, Lebensenergien, nämlich Vatta, Kapha und Pitta, Luft, Erde und Feuer. Diese Lebensenergien sind in unterschiedlicher Gewichtung von Geburt an im Menschen vorhanden und können je nach Bedarf durch entsprechende Nahrung und Gewohnheiten gestärkt oder geschwächt werden, um zu Harmonie und Gleichgewicht zu gelangen.

Doch auch Aristoteles hat ein System der Konstitutionspsychologie entwickelt, indem er Sanguiniker, Choleriker, Melancholiker und Phlegmatiker unterschied.

Das sind alles Modelle, um die unfassbare Realität auf

irgendeine Weise greifbar zu machen. Sie bilden nicht die Wirklichkeit ab, sondern bieten nur eine Hilfe, sich in ihr zu bewegen.

Ich glaube, dass der Mensch nur drei mögliche Strategien hat, um dem Leben zu begegnen: Kämpfen, Dulden oder Fliehen. Das hilft mir, die Dinge in meinem Kopf in fassbare Kategorien zu ordnen.

My mind is playing tricks on me, rappen die Geto Boys. Der Verstand ist sehr erfindungsreich, wenn es darum geht, dies oder das plausibel zu erklären, doch der Wahrheit kommt man deswegen nicht unbedingt näher. Alles, was man erfährt, ist, wie gut das System greift, das man zur Erklärung heranzieht.

Die Bemerkung dieser Frau, sie wisse nicht, wie weit ich auf diesem Weg sei, war richtig, aber wir konnten es nicht herausfinden, weil niemand von uns das Ziel kannte. Wie soll man da wissen, wie viel Strecke man schon hinter sich hat?

Sitaram empfahl, ein spirituelles Tagebuch zu führen, um die Fortschritte quantifizierbar zu machen. So drückte er sich natürlich nicht aus, er sprach von einer Hilfe zur Vertiefung der Yogapraxis und zur Verbesserung der Selbstkontrolle.

In dem tabellarischen Tagebuch konnte man eintragen, wie lange man geschlafen hatte, wie lange meditiert, wie lange Mantren rezitiert, wie lange Atemübungen gemacht, wie lange Körperübungen, wie lange geschwiegen, wann gefastet, welche guten Eigenschaften entwickelt oder versucht zu entwickeln.

Und man konnte sich immer steigern, in jeder Kategorie.

Man musste seinen Blick auf die Ewigkeit richten, auf Befreiung, noch in diesem Leben, auf Einheit mit dem Kosmos. Man sollte all sein Tun auf Dinge richten, die außerhalb von Raum und Zeit Gültigkeit hatten. Alles andere war nämlich vergänglich, man musste sich lösen von der materiellen Welt und durfte nicht ihren Werten anhaften.

Das klang ja erst mal ganz richtig und verlockend. Doch woher sollte ich wissen, dass die Dinge, die man nicht anfassen konnte, ewig waren? Wieso sollte ich so auf Fortschritt bedacht sein, wieso mich an den Zahlen und Fakten eines spirituellen Tagebuches ergötzen?

Fortschritt, das war doch der Fetisch, dem das System huldigte, das man ablehnte. Fortschritt war doch darauf aus immer neue Bedürfnisse zu generieren, den Glauben am Leben zu halten, das Glücksempfinden würde sich ändern, wenn man nur ein eigenes Haus hatte, einen MP3-Player oder auch nur die richtige Jeans, nicht die Designerjeans, nein, die aus organischer Baumwolle, die fair gehandelt war.

Und wie unterschied sich der spirituelle Fortschritt von dem materiellen? Wird sich das Glücksempfinden ändern, wenn man täglich 15 Minuten länger meditiert? Oder 20? Oder 55?

Man rennt, bis man zusammenbricht, in welche Richtung ist ein wenig egal.

Hätte das spirituelle Tagebuch nicht radikal anders sein müssen? Hätte nicht drinstehen müssen, was man alles nicht getan hat? Was man unterlassen hat, wonach man nicht gelechzt hat, was man nicht konsumiert hat? Wo man nicht nach den Bedingungen des Glücks und der Erleuchtung gefragt hat, sondern einfach nur war, statt zu handeln?

Sein statt Tun

Wir sollten uns doch lösen, loslassen. Warum brauchte es dazu ein Tagebuch, in dem man Dinge festhielt?

Wir sollten nicht auf das Ziel schauen, nicht nach Erfolg gieren, wir sollten die Dinge um ihrer selbst willen tun. *Er hat die Verhaftung an die Früchte der Handlung aufgegeben, ist stets zufrieden und von nichts abhängig und tut nichts, obwohl er tätig ist,* zitierte Sitaram die *Bhagavad Gita*, eines der zentralen Werke des Hinduismus, das von manchen Yogaschulen gerne als Referenz verwendet wird.

Man sollte keine Absichten verfolgen, aber was war mit der Absicht Erlösung zu erlangen, ein Ende der Wiedergeburten? War diese Absicht anders als alle anderen?

Und wieso wurde die spirituelle Welt immer als Gegensatz zur materiellen betrachtet? Auch jemand, der sich über seinen Kontostand oder über die Anzahl seiner Sexpartner, seine Wirkung auf Männer oder die Anzahl seiner Handtaschen definierte, versuchte doch offensichtlich nur eine spirituelle Lücke zu füllen. Irgendeinen Mangel, eine Sehnsucht verspürte doch jeder, warum sollte der eine Weg denn eher zum Ziel führen als der andere?

Menschen wie Sitaram lösten bei mir weniger Begeisterung aus als ein neues Album von The Streets. Er konnte mir nicht als Vorbild leuchten.

Warum sollte es für alle Menschen einen verbindlichen Weg geben? Leonard Cohen erzählt, dass sein Zen-Meister ihm sagte, arbeiten könne er, er solle doch mal ein paar Tennisstunden nehmen.

Den Drang, die Dinge zu kontrollieren, hatte ich ohnehin, den Drang, die Welt in die fassbare Ordnung der Worte zu zwängen. Was mir abging, war die Fähigkeit, loszulassen.

Nirgendwo kann man sich so verlaufen wie im eigenen Kopf. Und erbärmlicherweise läuft man auch noch Gefahr, stolz darauf zu sein. Denn man macht sich ja seine eigenen Gedanken.

Obwohl man bei der Meditation eigentlich merkt, dass man Gedanken nicht macht und noch viel weniger lenkt. Sie kommen und gehen, wie sie möchten.

Es ist wie mit den Augen, der Stimme, den Haaren oder für was man sonst noch Komplimente bekommt und worauf man sich etwas darauf einbildet. Wenn man ehrlich ist, kann man nichts dafür.

Yogaknochen

Was ich haben will, das kriege ich nicht, und was ich kriegen kann, das gefällt mir nicht, singt Peter Hein.

Möglicherweise träumt man deshalb von einer Liebe auf den ersten Blick, weil man dazu nicht fähig ist. Man kann sich nicht derart in etwas hineinfallen lassen in nur einem Augenblick. Vielleicht spürt man ein Verlangen nach Gott, weil man nicht an ihn glauben kann. Vielleicht glaubt man, es würden einem ausgerechnet die Dinge glücklich machen, die nicht der eigenen Veranlagung entsprechen.

Ich kann mich kaum erinnern, was ich gefühlt habe, als ich Rolf Naujokat das erste Mal sah. Sonderlich beeindruckt kann ich nicht gewesen sein, sonst hätte es sich wohl verankert.

Ich träumte immer von einer Erfahrung, die in Sekunden alles ändern würde, einem Moment, in dem es scheint, als würde dein ganzes Leben sich zusammenfügen, alles vorher wäre nur geschehen, damit du hier und jetzt das erleben kannst, einer Sekunde, in der sich die ganze Vergangenheit mit Sinn füllt.

So war es nicht und wird es wohl auch nie sein. Ich bin das nicht alleine, alle leben in der ständigen Erwartung von Glück.

Rolf ist ein kleiner, o-beiniger Ashtanga-Yoga-Lehrer, der Anfang fünfzig war, als ich ihn das erste Mal bei einem Workshop sah. Im Laufe des dreitägigen Workshops beeindruckte mich, dass er in seinem Alter mit seinen dünnen, langen Armen und krummen, knochigen Beinen nicht nur der Flexibelste in Raum war, sondern auch der Stärkste. Mich beeindruckte, wie schlecht sein Englisch war und wie hemmungslos er sprach. Mich beeindruckte, dass, obwohl er in Deutschland aufgewachsen war, sein Deutsch ebenfalls voller Fehler war. Wahrscheinlich weil er es die letzten Jahrzehnte selten gesprochen hatte. Grundsätzlich schien er sich nicht besonders gut ausdrücken zu können, was ihn aber offensichtlich nicht störte. Mich beeindruckte, dass er, nachdem er einige Atemübungen angesagt hatte, lächelnd in die Runde schaute und sagte:

- Makes you feel a bit stoned.

Doch da war noch etwas anderes, das schwerfällt zu benennen. Etwas, das mir nicht sofort auffiel. Er war da und gleichzeitig nicht. Er wirkte unbeteiligt, aber nicht so, als habe er kein Interesse oder würde sich nicht zugehörig fühlen. Er wirkte unbeteiligt, als könne ihm die Welt nichts anhaben, doch er schien ganz und gar in ihr zu Hause zu sein. Wenn ich sage, er war nicht da, dann war das auf eine Art und Weise, dass er noch präsenter wirkte. Weil ihm das Verständnis für seine Wirkung fehlte. Oder sie ihn tatsächlich nicht interessierte.

Etwas in ihm liebt die Welt so, dass er sich den Gesetzen der Schwerkraft und des Zufalls unterwirft, schreibt Leonard Cohen.

Es war das erste Mal, dass ich einen Menschen sah, der etwas von dem hatte, was mich als Kind bei dieser Jesusverfilmung verstört hatte. Nichts wirkte aufgesetzt und nichts bemüht. Alles war ihm ernst. Und scheißegal zugleich. Er war einfach beides, voll und ganz hier und gleichzeitig unberührt davon.

Als Lehrer war er hart, und er konnte ungeduldig werden und Menschen harsch anfahren. Da war kein gefrorenes Lächeln, er zwang sich zu nichts, schien frei zu sein, und wenn er einen angedonnert hatte, sagte er hinterher:

- Nichts Persönliches.

Und man glaubte ihm.

Bei ihm zu üben war anstrengend. Wenn er Atemübungen ansagte in einem Rhythmus, den er für leicht hielt, war es mir unmöglich zu folgen, obwohl ich nun schon einige Jahre praktizierte. Insbesondere bei Anfängern schien er kein Gefühl dafür zu haben, wie sie sich in ihrem Körper fühlten, und schlug Varianten von Übungen vor, die ihnen unmöglich erscheinen mussten und wahrscheinlich abschreckend wirkten. Doch auch diese Anfänger fühlten sich angezogen von ihm. Einer von ihnen stellte ihm eine Frage, die Rolf anders verstand, als sie gemeint war, doch er gab Antwort. Hinterher sagte ich zu dem Fragesteller:

- Er hat deine Frage nicht richtig verstanden.

- Ich weiß, sagte er, aber das war mir egal. Ich wollte nur, dass er redet.

Ich hatte viel über die Beziehung von Guru und Schüler gehört und gelesen, von der Notwendigkeit, einen erfahrenen Lehrer zu haben. Doch ich hatte auch gelernt, dass es früher keinen geregelten Unterricht gab, wie heute, wo wir unsere Zeit dauernd einteilen. Der Schüler hatte bei dem Lehrer gelebt und hatte allein schon dadurch gelernt, dass man schweigend beisammensaß.

Wie gesagt, wenn man schreibt, dann lügt man immer, man überhöht und lässt weg. Doch ich komme nicht näher an die Wahrheit: Rolfs Anwesenheit änderte etwas und mir wurde klar, dass man tatsächlich aus der bloßen Gegenwart des anderen lernen konnte. Es war nicht unbedingt Ruhe, was er ausstrahlte, Gelassenheit oder Heiterkeit oder Frieden. Wahrscheinlich ist Ausstrahlung sogar das falsche Wort, er strahlte nicht aus, er war bei sich. Und vielleicht nicht mal das. Doch das war etwas, das ich erst viel später ansatzweise begreifen würde.

Damit man bei sich sein kann, muss da ein Ich sein, also das, was wir beim Yoga Ego nannten und wovon sich alle immer lösen wollten.

Rolf schien das Schlupfloch gefunden zu haben, er schien lebend herausgekommen zu sein, und das war nicht nur meine Wahrnehmung. Nicht alle Teilnehmer des Workshops mochten ihn oder waren so beeindruckt wie ich, doch man war sich einig, dass hier etwas anders war.

Eine Frau sagte: Der ist in Samadhi.

Wie ich hatte sie den Eindruck, dass Rolf das war, wonach viele von uns strebten: erleuchtet.

Der erste Yogi, den ich sah, von dem ich das glaubte. Nach sieben Jahren regelmäßiger Yogapraxis, nach fast fünf Jahren intensiver Suche bei vielen verschiedenen international anerkannten Lehrern.

Rolf ist mehr oder weniger bekannt in der Welt des Ashtanga Yoga, aber nicht unbedingt darüber hinaus. Er hat kein Buch geschrieben, er hat keine DVD gemacht, er reist nicht viel, sondern ist seit zwei Jahrzehnten die meiste Zeit des Jahres in Goa, wo er unterrichtet.

Die Großen richten keine Sprechzimmer ein, verlangen keine Honorare, halten keine Vorträge, noch schreiben sie Bücher. Die Weisheit schweigt, und die wirkungsvollste Werbung für die Wahrheit ist die Kraft des persönlichen Beispiels. Die Großen ziehen Jünger an, geringere Gestalten, deren Auftrag es ist, zu predigen und zu lehren. Das sind die Evanglisten, die, der höchsten Aufgabe nicht gewachsen, ihre Leben mit der Bekehrung anderer verbringen. Die Großen sind im tiefsten Sinne gleichgültig, schreibt Henry Miller.

Man könnte auch annehmen, dass Rolf diese typisch amerikanische Form der Selbstvermarktung nicht lag und er nur ein fauler Althippie mit zu wenig Interessen war. Alles, was wahrgenommen wird, wird auch interpretiert.

Vom europäischen Klima wird meine Haut immer so trocken, ist ein Satz, den ich mal aufgeschnappt habe, während Rolf sich mit jemandem unterhielt, ein Satz, den wahrscheinlich nur er so sagen kann, dass es nicht snobistisch wirkt.

Nach diesem Workshop nahm ich noch einige Gelegenheiten wahr, um mit Rolf in einem Raum zu sein, und ich hörte Sätze, die ich nie vorher von Yogalehrern gehört hatte.

- *Ich meditiere* ist ja ein westliches Konzept, sagte er. Meditation ist nicht etwas, was man tun kann, in der Meditation gibt es kein Ich mehr, das etwas tut. Meditation ist eine Gnade, die geschehen kann, wenn man den Raum dafür schafft.

Und folgerichtig sagte er, wenn er von seiner eigenen Meditationspraxis sprach: I do my sitting.

Er gab offen zu Gras geraucht zu haben, während andere Lehrer das eher zwischen den Zeilen oder hinter vorgehaltener Hand erzählten. Seine Geschichte klang nicht besonders yogisch, aber auch nicht so, als wolle er seine Vergangenheit glorifizieren.

Er stammte aus Wuppertal oder Umgebung, doch dort sei er ja nur 16 Jahre gewesen, sagte er, dann sei er weg.

Dass man die Gegend, in der man seine Kindheit und einen Großteil seiner Jugend verbracht hat, mit so einem Halbsatz abtun kann, zeigt möglicherweise, wie weit man sich von gängigen Konditionierungen befreien kann. Er war Anfang der 1970er auf dem Landweg nach Indien gereist, als Teil eines Hippietrecks, wie er sagte, von Yoga habe er damals kaum etwas gewusst. Er erzählte von dem Ganja in Afghanistan, wie er in Goa den Frauen nachgestellt und Partys gefeiert hatte, und es klang nicht so, als sei das ein Kapitel seines Lebens, das er abgeschlossen hatte und nun als leere Vergnügungen abtat, sondern so, als habe er es genossen. Er lächelte selig, wirkte aber kein bisschen wehmütig.

Er war in Indien mit Baba Santosh Puri in Kontakt gekommen, der ihn auf den Pfad des Yoga gebracht hatte. Santosh Puri war ein indischer Sadhu, der das weltliche Leben aufgegeben hatte, aber später Maa Narmada heiratete, eine Deutsche, die mit Anfang zwanzig nach Indien gegangen und dann bei ihm geblieben war. Sie leitet heute, nachdem Santosh Puri seinen Körper verlassen hat, einen Ashram in seinem Namen.

Rolf sagt über seinen ersten Guru: *Oft sah ich ihn nachts allein in der Meditationshaltung sitzen, wenn alle Leute schliefen. Er sprach nicht viel, die Gnade, in seiner Gegenwart sein zu dürfen, war die größte Lehre. Alles wurde zu Yoga.*

Dadurch dass Rolf in den 1980ern mit Danny Paradise zusammenwohnte, der später Sting im Yoga unterrichten sollte, kam er zum Ashtanga und zu Pattabhi Jois.

Doch das ist alles nur eine Geschichte, auch wenn ich sie recherchiert habe. Geschichten sind nur wichtig, wenn man jemand sein möchte. Sie dienen der Unterhaltung oder Illustration, darüber hinaus haben sie keinen Wert.

Das, was Rolf ausmachte, war nicht seine Geschichte, nicht etwas, das in Worte verpackt und verkauft werden könnte. Menschen passen nicht zwischen Buchdeckel, Rolf noch weniger als andere. Er ist ein Mann, der ohne viel Aufhebens dort ist, wo Worte nicht hingelangen.

No one here gets out alive, sang Jim Morrison und lange vor ihm beklagte schon Hank Williams: *I'll never get out of this world alive.*

Doch es war möglich. Man konnte raus. Nur gab es dann keinen mehr, der draußen war oder drinnen oder sonst wo. Es gab auch kein Drinnen und kein Draußen mehr.

Das zu verstehen, half Yoga mir nicht.

WEDER – NOCH

Wach im Traum
oder
wie das Internet mir half zu stolpern

Das Surfen im Netz, dieses willkürliche Klicken auf Links, bei dem man schließlich irgendwo landet, ohne hinterher nachvollziehen zu können, wie man dorthin gelangt ist, kann als Metapher für die Funktionsweise des menschlichen Geistes dienen. Man springt von einem Gedanken zum nächsten und schließlich ist man irgendwann weit vom ursprünglichen Thema abgekommen, scheint unter Umständen doch etwas von Wert gefunden zu haben, kann aber nicht nachvollziehen, wie das geschehen ist.

Ich führte gerade ein Traumtagebuch, und die Möglichkeit luzide zu träumen, also im Traum zu bemerken, dass man gerade träumt, faszinierte mich. Während ich im Internet recherchierte, stieß ich auf den Begriff Traum-Yoga. Auch Yogis hatten wohl versucht diesen Weg zu beschreiten. Lama Surya Das, ein gebürtiger Amerikaner und geweihter Lehrer des tibetischen Buddhismus, hatte eine Doppel-CD veröffentlicht, die *Tibetan Dream Yoga* hieß und die ich mir über eine Tauschbörse auf meinen Rechner lud.

Beim Stöbern in der Tauschbörse entdeckte ich einen Ordner von mehreren Gigabytes Umfang voller Audiodateien zu spirituellen Themen. Einige, die mir aus irgendeinem heute nicht mehr rekonstruierbaren Grund interessant erschienen, landeten auf meiner Festplatte, unter anderem die Hörbuchversion von Jed McKennas Buch *Spiritual Enlightenment: The damnedest thing*, das mit dem Titel *Verflixte Erleuchtung: Als Schmetterling unter Raupen* auch auf Deutsch erschienen ist.

Arroganz ist ein Charakterzug, der mich nie sonderlich gestört hat, möglicherweise weil man geneigt ist, die eigenen Fehler bei anderen eher zu entschuldigen. Jed McKenna hat eine einfache und klare Sprache, eine Haltung, die man ihm als Zynismus auslegen könnte, und er ist arrogant. Doch trägt er zur Entmystifizierung der Erleuchtung bei.

Die meisten Menschen, auch ich, glauben, dass man mit dem Erreichen des Nirwana alle Probleme loswerde, in ewiger Wonne lebe und das ganze Leben mindestens so viel Spaß mache wie Masturbation.

Was hatte ich noch gewollt? Frei zu sein von Angst, Zweifel, Schüchternheit und Scham, frei von Schmerzen, frei von dem Drang, nach Aufmerksamkeit zu streben und sich nicht eingestehen zu wollen, dass man diese Aufmerksamkeit womöglich nicht verdient hatte. Wir waren auf der Suche nach einer anderen Seinsweise, weil hier etwas schieflief.

Der Glaube, etwas stimmt nicht, ist das Feuer unter dem Arsch der Menschheit, schreibt McKenna. Der Grund, warum man Wolkenkratzer erbaut und Kunstwerke schafft, sich Religionen und Philosophien ausdenkt, Kriege führt, nach Macht und Wohlstand strebt, für Nachwuchs sorgt, ist die Angst. *Die Angst, ein leeres Gehäuse zu sein. Die Angst vor dem schwarzen Loch in dir. Die Angst vor dem Nicht-Sein. Die Angst vor dem Nicht-Selbst.*

Angst ist ein Begriff, mit dem im Yoga wenig hantiert wird, und wenn doch, wird sie positiv umgedeutet, als Antrieb für etwas Wertvolleres als das Erschaffen von Wolkenkratzern, Kunstwerken und neuen Religionen.

Es ging bei McKenna darum, eine Wahrheit hinter dieser Angst zu erkennen, und diese Wahrheit führte nicht zur Wonne. *Einen Zustand dauerhafter Glückseligkeit gibt es nicht, so etwas ist reine Verkaufspropaganda,* schreibt er. Die Erfahrung würde einen doch lehren, dass nichts im

Leben dauerhaft sei, und wer nach Liebe, Mitgefühl und Frieden suche, solle das gerne tun, doch das habe nichts mit dem Erkennen der Wahrheit zu tun, las ich.

Die letzten Jahre hatte ich mir Erleuchtung und den Kern, das wahre Selbst des Menschen, immer als sat-cit-ananda vorgestellt, wie es in den Yogabüchern häufig hieß, als Sein-Wissen-Glückseligkeit, das war die Essenz, aus der wir alle bestanden.

Bisher hatte ich niemanden gehört, der die Natur des Menschen nur auf Angst zurückgeführt und dieses friedliebende Räucherstäbchen-Brimborium als lachhaftes Beiwerk abgetan und sich darüber lustig gemacht hatte wie Jed McKenna. Nie war jemand so offen arrogant gewesen, die Überheblichkeit hatte sich immer hinter wohlklingenden Worten versteckt, wie zum Beispiel den Argumenten für Vegetarismus, die ja jedem Menschen einleuchten mussten. Wer gegen dieses Wissen lebte, handelte falsch. Der moralische Dünkel derjenigen, die sich auf dem rechten Weg wissen.

McKenna predigte keine Moral und behauptete der Erleuchtung sei es egal, ob man Fleisch esse oder in rauen Mengen Dosenbier trinke.

Die Leute hingen dem Glauben an, dass wenn sie alles richtig machten, eines Tages alle ihre Probleme mit der Erleuchtung gelöst werden würden. Keine Sorgen, keine Trauer, immerwährendes Entzücken, keine Wolken am Himmel und eine Euphorie, wie sie alle Drogen der Welt nicht verschaffen könnten. Die Menschen träumten von etwas, das der Autor Ken Wilber *spirituellen Bypass* nennt. Sie wollten ihren Alltag regeln, indem sie das Nirwana erlangten. Doch schon Wilber behauptet, dass es diese Abkürzung nicht gibt. Man kann erleuchtet sein und dennoch ein schlechter Partner, Chef, Arbeitnehmer, Verlierer. Man kann Samadhi erfahren und dennoch Krebs bekommen, Diabetes, Hüftverschleiß, Arterienverkalkung und Migräneanfälle, die 48 Stunden andauern. Eine Vorstellung, die unter vielen Yogis verständlicherweise wenig Anhänger findet. Und nicht nur unter Yogis.

Most people think, great god will come from the skies, take away everything, and make everybody feel high.But if you know what life is worth, you will look for yours on earth, wusste schon Bob Marley.

Ken Wilber, den ich schon vor McKenna entdeckt hatte, ist, nebenbei erwähnt, auch arrogant. Er hatte mich zunächst aufgrund der Vielzahl seiner Ideen und Theorien verwirrt, doch ich glaubte nach einer Weile zu erkennen, dass bei ihm alles Geschwätz war, nur dass ich bei so viel angelesenem Wissen Anfangsschwierigkeiten gehabt hatte, das zu durchschauen.

Wilbers Arroganz gründet sich auf ein Elitedenken und ist mir somit weniger sympathisch als die von McKenna, der gegen ihn ein Prolet ist, der einfach alles in Bausch und Bogen verdammt, was der spirituelle Supermarkt im Angebot hat.

Die berechtigte Frage, die McKenna stellt, ist: Wenn es so viele Schulen gibt und so viele Anhänger dieser Schulen, wie sieht es denn mit der Erfolgsquote aus? Wer von diesen selbsternannten Weisen hat denn einen oder gar mehrere Schüler zur Erleuchtung geführt? Warum wird aus diesen Heerscharen von Suchern keiner fündig?

Weil sie noch nicht so weit sind, könnte die Antwort lauten, weil sie noch einige Wiedergeburten durchlaufen müssen.

Doch ich wollte an dieses Dogma nicht glauben, Yoga sollte hier und jetzt wirksam sein, nicht erst im nächsten Leben.

But if you know what life is worth, you will look for yours on earth.

Weil man es nicht wert ist, könnte die Antwort auch lauten, weil es nur einem von Hunderttausend vorbehalten ist, diese Gnade zu erfahren. Warum aber sollte es so eine Elite geben, wenn doch eigentlich alle Menschen gleich sind?

Die Antwort, die McKenna gibt, leuchtete mir schon eher ein. Diese selbsternannten Meister waren Raupen, die Raupen davon erzählten, wie es war, ein Schmetterling zu sein. Sie kannten die Erleuchtung auch nur vom Hörensagen. *Auch Schulen sind Fahrzeuge und wertlos ohne Kenntnis des Ziels.*

Wir saßen also alle bloß Scharlatanen auf, die uns nur eine Verpackung verkauften und vom Inhalt nicht die geringste Ahnung hatten. Wenn das Produkt ohnehin nicht zu sehen war, konnte man alles Mögliche verhökern.

Wenn eine der Methoden wirklich Resultate hervorgebracht hätte, würde sich das doch in Windeseile herumsprechen. Oder auch nicht. Die Erleuchtungsindustrie gehorchte den Gesetzen des Marktes und die besagen ja, dass es nicht Qualität ist, die sich durchsetzt. In den 1980ern hat sich VHS als System für Videos behauptet, später Windows als Betriebssystem für Computer.

Der Inhalt ist eine zu vernachlässigende Größe, wenn die Verpackung stimmt. Jemand, der sagte, es brauche keine Diät, keine Meditation, keine Gemeinschaft, kein Mitgefühl, keine Regalmeter an esoterischer Literatur und keinen Guru, dem man sich voll und ganz hingibt, hatte nicht sonderlich viel Verpackung anzubieten, also war es nur folgerichtig, dass der Hauptanteil des Buches darin bestand, mit falschen Vorstellungen aufzuräumen, schaues Geschenkpapier zu zerreißen und vereiste Dogmen aufzubrechen.

Die Menschen rennen einem Phantom hinterher, behauptet McKenna, sie gehen in der spirituellen Beschäftigung so auf wie im Legen von Puzzles, im Sticken oder Surfen, aber mit der Befreiung hat das alles nichts zu tun. Sie haschen nur nach Wind, und aus dieser Perspektive ist es auch nachvollziehbar, dass Jed McKenna ein Pseudonym ist und die Identität des Autors unbekannt.

Identität, das Gefühl jemand zu sein, die Überzeugung, es gäbe so etwas wie ein eigenes Ich, das denkt, entscheidet und handelt, ist eine Illusion, sagt McKenna.

Ein Gedanke, auf den ich schon zu Beginn meiner Suche beim Zen gestoßen war, doch damals hatte ich ihn nicht in Einklang bringen können mit meinem verzweifelten Versuch jemand zu sein.

Mit etwas Abstand kam mir die Idee nun nicht mehr so abwegig vor. Deswegen wurde davon geredet, dass man sich lösen sollte, sich nicht identifizieren mit seinem Aussehen, seinen Eigenschaften, seinen Vorlieben und Abneigungen. Weil die wahren Meister die Leere der Identität erkannt hatten. Doch man konnte nicht so werden wie sie, indem man versuchte sie zu kopieren. Das funktionierte, wenn ein Schauspieler Jesus darstellte, aber man konnte nicht sein ganzes Leben lang glaubhaft in eine Rolle schlüpfen. Deswegen kam mir das Verhalten vieler bekannter Lehrer aufgesetzt vor. Sie spielten nur, und das nicht sonderlich gut. Es musste sich zunächst etwas anderes ändern als das Verhalten, dann stellte sich das Loslassen von der Identifikation von selbst ein.

Oder wie der Haiku-Dichter Matsuo Basho sagt: *Tritt nicht in die Fußstapfen alter Meister, aber suche, was sie suchten.*

Weil es nicht sein darf

Was war aus dem jungen Mann geworden, der fast zehn Kilo mehr Muskelmasse hatte und verächtlich auf Menschen herabsah, die nicht bereit waren, täglich auch nur zwanzig Minuten in ihre körperliche Fitness zu investieren? Für den ein Mann nur ein Mann war, wenn sich das auch in sichtbarer körperlicher Kraft ausdrückte? Er wog jetzt weniger, hatte dünne Beinchen, was er immer für unsexy gehalten hatte, und war froh den Schutzpanzer der Muskeln los zu sein.

Was war aus dem Jungen geworden, der aus einer Arbeiterfamilie kam und auf ein Gymnasium voller Mittelschichtskinder ging, die er despektierte ob ihrer Privilegien und Luxusprobleme? Dem jungen Mann, der boxen ging und stolz darauf war?

Er beschäftigte sich nun mit einem System, das eine Modeerscheinung in der Mittelschicht war.

Was war aus dem vierjährigen Jungen geworden, der die Zeitung seines Vaters in die Hand nahm und sie sich stundenlang ansah und argwöhnte, da seien Geschichten drin versteckt, die er bald schon würde entschlüsseln können? Was war aus dem Jugendlichen geworden, der bereit war, jeden Preis auf der Welt dafür zu zahlen, wenn er nur Schriftsteller werden konnte? Er schrieb jetzt Bücher, auch wenn er nicht genug damit verdiente und seinen Unterhalt als Vortragsreisender bestritt, der viel in Zügen saß und dann in Bibliotheken, Buchhandlungen, Clubs und Kneipen las. Sein Traum war in Erfüllung gegangen, ohne dass er einen nennenswerten Preis gezahlt hatte. Mittlerweile war er von der Wichtigkeit seiner Worte nicht mehr überzeugt und sah seinen Job als einen Luxus an, dem er frönen konnte, weil es den Leuten im Land gut ging.

Was war aus dem Yogaschüler geworden, der geglaubt

hatte, es sei krank, das Bett im Hotelzimmer hochkant zu stellen, damit man üben konnte? Er hatte in einer Pension in einem Örtchen voller Urlauber im Rentenalter erst aufgegeben, dasselbe zu versuchen, als er die Staubschicht unter dem Bett gesehen hatte und hatte sich dann hingesetzt um eine Stunde lang Atemübungen zu machen.

Was war aus dem Mann geworden, der nur Musik hören mochte, die in ihm den Wunsch weckte zu töten oder zu ficken? Der nichts gelten ließ, was nicht verstärkte Gitarren und gute Texte hatte? Er war zu Reggae übergegangen, den er für eine Musikrichtung für hackysacktretende, dreadlockige Wollmützenträger gehalten hatte, die eine hippieeske Vorstellung vom Weltfrieden hatten. Er hörte nun Dubstep, und Texte konnten ihm kaum egaler sein, da ohnehin keine Zeile auch nur einen Teil seines Lebens spiegelte.

Eine dieser Weisheiten, die so banal sind, dass sie zu Tränen langweilen: Nichts ist beständig.

Wertvorstellungen, Glaubensinhalte, Wünsche, Sehnsüchte, Vorlieben, Abneigungen, nichts. Wenn etwas davon bleibt, ist es nicht absehbar, was es sein wird. Man kann den Veränderungen verschiedene Namen geben: Reife, Verlust der Ideale, Lernfähigkeit, Flexibilität, Pragmatismus, Verrat, Desillusionierung, Laune, Irrweg. Doch wie man es auch betrachten mag, wie auch immer man den Wandel wertet und einordnet – er ist da.

Der Anspruch, sich selbst treu zu bleiben, stellt eine Unmöglichkeit dar. Man bleibt sich nicht treu in seinem fast vergessenen Verlangen nach Rutschbahn, Schaukel und Zuckerwatte, man bleibt sich auch später nicht treu, nicht mal optisch, jeden Tag hat man ein anderes Gesicht, obwohl das meistens erst auffällt, wenn man Fotos von früher sieht.

Hinter all diesen Veränderungen vermutet man etwas

Beständiges, ja, man glaubt sogar fest daran, so fest, dass man es nicht in Frage stellt: Da ist ein Ich.

Richard Precht, der in seinem Buch *Wer bin ich und wenn ja wie viele?* seinen Lesern in einer verständlichen Sprache die Philosophie nahebringt und sich nicht scheut existentielle Fragen zu stellen, sagt zu dem Thema des Ichs, dass es eins geben müsse. Auch wenn man es nicht zeigen, festhalten oder beweisen kann. Es möge sieben oder acht Ichs geben, räumt er ein, doch man fühle es ja, also müsse es irgendwo sein. Das Thema ist schnell abgehandelt.

Cogito ergo sum – Ich denke, also bin ich. Man kann es auch noch schneller machen. Nach Descartes kann man an allem Zweifel haben, aber nicht an dem eigenen Ich. Das existiert, daran kann nicht gerüttelt werden. Doch dass da Gedanken sind, bedeutet ja nicht, dass es auch ein Ich gibt, das diese Gedanken hat und steuert, eine zentrale Schaltstelle, einen Piloten im System. Das hatte schon Nietzsche erkannt. Es wurde gedacht, ja, aber das bewies nicht, dass da auch ein Ich war.

Es ist schwer, das Ich in Frage zu stellen, in einem System, das Individualismus und Freiheit propagiert, wobei Freiheit ja immer die Freiheit zur Wahl ist.

Das selbstbestimmte Leben ist zum Fetisch geworden; ein Fetisch aber zeichnet sich dadurch aus, dass man ihn nicht aus freien Stücken gewählt hat, schreibt der britische Philosoph John Gray.

Die Existenz eines Ichs schließt außer der Idee der Kontinuität die Idee der Willensfreiheit mit ein. Und impliziert somit Verantwortung und Kontrolle über das eigene Leben.

Viele Dinge entziehen sich dem Willen. Wann man einschläft oder aufwacht, was man im Gedächtnis behält und was man vergisst, ob man einen Einfall hat oder nicht, was man träumt und wie Muskeln auf Trainingsreize reagieren. Wenn man sich hinsetzt und seine Gedanken beobachtet, merkt man, wie schwer es ist, sie über einen längeren Zeitraum bewusst zu lenken.

Dennoch geht man davon aus, dass das momentane Leben sich aus der Summe von Entscheidungen ergibt, die man mehr oder weniger bewusst getroffen hat.

Der Mensch kann zwar tun, was er will, aber er kann nicht wollen, was er will, heißt es bei Schopenhauer.

Oder anders: Wollen kann man nicht lernen.

Oder noch anders: Dass da ein Wille ist, bedeutet nicht, dass man ihn hat.

[...] *das Verlangen, die ganze und letzte Verantwortlichkeit für seine Handlungen selbst zu tragen und Gott, Welt, Vorfahren, Zufall, Gesellschaft davon zu entlasten, ist nämlich nichts Geringeres, als eben jene causa sui zu sein und, mit einer mehr als Münchhausenschen Verwegenheit, sich selbst aus dem Sumpf des Nichts an den Haaren ins Dasein zu ziehn,* schreibt Nietzsche in *Jenseits von Gut und Böse.*

Man sieht nur das, was man weiß, und man findet meist nur, was man sucht, sei es ein Guru, sei es ein Haar in der Suppe oder Belege für die Nichtexistenz eines Ichs. Doch die Möglichkeit, dass Identität und Ich nur Begriffe sind, die ins Nichts zielen, wird eher selten in Betracht gezogen. Das, was man Ich nennt, ist eine bloße Illusion.

Es ist schwer dies zu glauben. Sie können es nicht glauben. Dies mag auch der eigentliche Kern des Bewusstseinsrätsels sein: Wir beginnen zu ahnen, dass seine Lösung radikal kontraintuitiv ist, etwas, das allen Vorstellungen und Erwartungen zuwiderläuft. Das größere Gesamtbild, nach dem wir suchen, lässt sich nicht wirklich im Ego-Tunnel reflektieren - es würde den Tunnel selbst auflösen, schreibt der Philosoph Thomas Metzinger.

Man sprach gerne von Identitätsproblemen, wenn es um Migranten ging, von ihrer Zerrissenheit zwischen zwei Kulturen, als hätte nicht jeder Mensch mehrere oder eben keine Identität, ohne deswegen gleich schizophren zu sein oder unter Depersonalisation zu leiden. Die Welt ist sicherlich leichter zu erklären und zu deuten, wenn man sich Identität als etwas Starres mit klaren Grenzen vorstellt.

Sie waren zu vernarrt in ihre Worthülsen – Totalitarismus, Liberalismus, Fundamentalismus, Imperialismus, Terrorismus und so weiter –, um die primitiven Voraussetzungen, auf denen ihre Überlegungen fußten – etwa den Glauben, jeder Mensch habe eine einzige, durchgängige Identität –, kritisch zu überdenken, heißt es bei Pankaj Mishra.

Doch man denkt sich ein Selbst in seine Handlungen hinein, weil das Zusammenhänge schafft, Erklärungsmuster bietet, weil man keine Marionette ist und eigene Entscheidungen treffen kann: essen oder nicht, trainieren oder nicht, arbeiten oder liegen bleiben, lügen oder ehrlich sein. Das ist ein Ich. Und das hat einen Willen

Woher sollte der kommen? Welcher «Geist», welcher «Verstand», welches «Ich», welche «Seele», welches Irgendwas, das nicht sofort von diesen spöttischen Anführungszeichen erfasst wird, soll am Gehirnstamm hochbrodeln, um ihn, den freien Willen, dem Menschen zu schenken?, fragt Tom Wolfe in seinem Essay *Tut mir leid, aber deine Seele ist soeben gestorben* – und findet natürlich auch keine Antwort.

Man muss nur Durchhaltevermögen haben, man muss fest an seinen Traum glauben, bereit sein, alles dafür zu geben, dann gelangt man ans Ziel, könnte jemand in meiner Position sagen und sich selbst als einen Beweis für diese These präsentieren.

Doch alle, die dasselbe getan haben und keinen Erfolg hatten, haben auch keine Stimme in der Öffentlichkeit, um die Nichtigkeit der Bemühungen zu verkünden, und wenn sie eine Stimme hätten, würden sie wahrscheinlich nicht mit ihrem Misserfolg prahlen.

Anders: Was kann ich schon dafür, dass es bei mir geklappt hat? Andere haben sich mindestens ebenso sehr bemüht.

Was ist aus dem Mann geworden, der Kraft seines Willens seinen Körper geformt hatte, den er als einziges Fahrzeug für seine Seele gut pflegte? Und was mit seiner Seele?

Fatalismus, Fortschritt, Frauen anfassen und viel, viel kiffen

In der Sauna erzählte ich Kim von diesen neuen Entdeckungen, von der Möglichkeit, dass es den freien Willen und somit das Ich, das Ego, das wir doch zum Verschwinden bringen wollten, nicht gab. Dass nichts, was dieses scheinbare Ego tat, es dazu bringen konnte, sich aufzulösen. Auch das Loslassen von Vorlieben, das Ablegen von Stolz, die Auflösung der Gier waren alles nur Handlungen eines vermeintlichen Egos und trugen zu noch mehr Ego bei, nicht zu weniger. Nichts, was man tat, konnte helfen, das Ego zum Verschwinden zu bringen, weil es immer ein eingebildetes Ego war, das da handelte.

Ich muss begeistert und viel geredet haben, ich bemerkte erst, dass Kim amüsiert grinste, als ich endlich den Mund hielt.

- Ja, sagte er, da bist du wohl über einige Vertreter des Neo-Advaita gestolpert.

- Und? fragte ich, als er nicht weitersprach.

- Hast du dich schon mal gefragt, warum wir hier in einer Gesellschaft leben, wo es alles gibt, und warum es in Indien, dem Land, aus dem mein Großvater kommt, so aussieht, wie es aussieht? Warum die Menschen dort zwischen Lärm und Dreck leben, in Armut und Elend? Warst du schon mal in Kalkutta, hast du eine Vorstellung davon, was Mutter Teresa dort geleistet hat? Hier ist so oft die Rede davon, dass die Leute dort mit wenig glücklich sind und selbst in ihrem Elend noch lächeln, aber hast du mal die Menschen gesehen, die auf den Stufen zur U-Bahn liegen und dort in verrenkten Positionen schlafen? Hast du dich schon mal gefragt, warum so ein Kastensystem dort so lange überleben konnte? Weil die Menschen an Karma glauben, ja, aber auch weil sie keinen Ehrgeiz haben, die Dinge zu ändern. So jemand wie Gandhi konnte nur in Indien erfolgreich sein – gewaltloser Widerstand. Das wäre in Europa nicht möglich. Die Menschen dort begehren nicht auf, niemand möchte seine Ketten sprengen. Und dann dieses ganze Gesülze, Indien sei auf dem Weg zu einer Wirtschaftsmacht, das ist ja nur eine kleine Elite, die sich westliche Spielregeln angeeignet hat. Die Menschen dort sind einfach zu schicksalsergeben, sie nehmen die Dinge nicht in die Hand. Und warum hat der Westen solche Reichtümer angehäuft? Weil sich Individuen entschlossen haben, Veränderungen herbeizuführen, Länder zu erobern, Systeme zu stürzen, weil für die Rechte des Einzelnen gekämpft worden ist. Und das nicht, weil sie sich gedacht haben: Ach, ich habe eh kein Ego, keinen freien Willen, ich kann nichts tun, als diesem Film zuschauen, wie er abläuft. Mit dieser Einstellung kann es keinen Fortschritt geben.

- Aber was wir Fortschritt nennen, ist doch nur Bequemlichkeit, entgegnete ich, unsere Leben sind bequemer geworden und scheinen auch freier, aber wir sind heute doch nicht glücklicher als früher. Früher konnte man seinen Ehepartner nicht frei wählen und jetzt, wo man es darf, steigen die Scheidungsraten. Waren das früher etwa alles unglückliche Paare, die aus gesellschaftlichem Druck zusammengeblieben sind? Und was ist damit gewonnen, wenn wir heute dafür unglückliche Singles haben? Unser Fortschritt heißt doch auch, dass wir nun in der Lage sind, der Welt mehr Schaden zuzufügen. Was wir ausgiebig tun. Es ist doch nicht gesagt, dass sich mit diesem Fortschritt etwas zum Besseren bewegt, auf ein Ziel zu, wo dann alles gut wird. Erst die Demokratie, dann müssen wir den Krebs besiegen, dann Aids, und wenn die moderne Physik uns erst die Weltformel beschert hat, die alles hier erklärt ... Was dann? Fortschritt ist doch auch nur die Jagd nach einem Zustand, der nie eintritt.

Kim sah mich an, als würde mir etwas Entscheidendes entgehen.

- Okay, sagte er, ich erkläre es dir anders.

Er machte eine Pause. Holte Luft. Dann fragte er:

- Kiffst du eigentlich?

- Hin und wieder.

- Warst du schon mal süchtig nach irgendetwas? Kiffen macht nicht süchtig, sagen sie, zumindest nicht physisch. Aber das ist nur Blabla, Gelaber. Und entspringt diesem dualistischen Denken. Nicht körperlich abhängig. Aber wenn du psychisch abhängig bist, ist das doch auch körperlich, da ist irgendetwas in deinem Hirn, das nach einem gewissen Zustand ruft. Und das Hirn gehört nun mal zum Körper. Psychische Abhängigkeit ist auch körperlich, nur dass es keine sichtbaren körperlichen Symptome gibt. Weißt du, wie ich Sucht definieren würde? Wenn du morgens die Augen aufmachst, und die Entscheidung, ob du heute Abend konsumieren wirst, ist längst gefallen. Sucht heißt, sich nicht mehr frei zu entscheiden, sondern wie unter Zwang zu handeln. Ohne freien Willen. Ich habe seit ich 14 bin immer gerne gekifft, ich habe in meinem Leben vielleicht insgesamt 40 Mal Alkohol getrunken, aber ich war unzählige Male bekifft. Lange Zeit hatte ich es im Griff, doch kurz bevor ich nach Indien in den Ashram gefahren bin, gab es eine Zeit, in der auch ich mich mit Advaita beschäftigt habe, mit U. G. Krishnamurti, der so ganz anders ist als sein Namensvetter Jiddu, mit Ramesh Balsekar und Sri Nisargadatta, und sie haben mir alle erzählt, dass ich kein Ego habe, keinen freien Willen, dass es keine Vergangenheit gibt und keine Zukunft, sondern alles nur Bewusstsein ist, getrübt durch die Vorstellung, dass es da ein Ich gibt, was sich notwendigerweise als getrennt von allem erlebt, was es als Nicht-Ich definiert. Dass es keinen Unterschied gibt, dass dieses Nicht-Ich genauso Bewusstsein ist, wie das eingebildete Ich. Dass es keinen Weg zu beschreiten gibt, dass keine Bedingungen erfüllt werden müssen, um zu sehen, was eh schon ist: Alles ist Eins. Und wozu hat das geführt? Zu meiner Erleuchtung? Nee. Es hat dazu geführt, dass ich nur noch gekifft habe. War ja kein freier Wille da, dann konnte ich auch noch einen rauchen. Ich bin morgens aufgewacht, habe meine Übungen gemacht, bin nach der Endentspannung aufgestanden und habe erst mal 'ne Tüte gedreht. Es gab tatsächlich niemanden mehr, der das entschieden hat, denn ich war ja süchtig.

Seine Augen blieben irgendwo hängen, und er verstummte, während ich nach diesem Bekenntnis nichts zu sagen wusste. Ich folgte seinem Blick, der an dem ausladenden Hintern einer Frau klebte.

- Ich weiß noch, wie ihre Möse riecht, sagte er leise und seltsamerweise fühlte ich mich daran erinnert, wie seine Stimme geklungen hatte, wenn er uns die Endentspannung ansagte.

- Hattest du was mit ihr?

- Nein. Nein, nein. Ich habe sie unterrichtet. In dem Sommer, in dem ich so viel gekifft habe. Komisch, dass sie ausgerechnet jetzt auftaucht, wo ich darüber rede.

- Du hast sie nur unterrichtet.

Er nickte, den Blick immer noch auf die Frau gerichtet, die gerade einen Bademantel anzog.

- Ich habe sie korrigiert, sagte er und sah mich wieder an. Sie war gerade im Pflug und ich wollte ihr helfen etwas mehr Länge in die Lendenwirbelsäule zu bekommen, und da denke ich: Was ist das denn? Vielleicht hatte sie unter dieser Gymnastikhose nichts an, vielleicht hatte sie gerade vor der Stunde Sex, keine Ahnung, aber ich weiß noch, wie sie roch und wie ich mir abends einen drauf runtergeholt habe.

Es war wohl der Tag der Bekenntnisse.

- Ist das oft passiert?, fragte ich.

- Dass ich mir einen auf eine Schülerin runtergeholt habe? Nein. Ich glaube, es war nur das eine Mal. Aber von den meisten wusste ich, was für Unterwäsche sie trugen, wie sie rochen, und in dem ersten halben Jahr, das ich unterrichtet habe, habe ich geschaut und geschnuppert und manchmal habe ich gedacht: Oh Gott, ich habe gerade meine Hände an ihrem Arsch, aber das war die Anfangszeit, danach habe ich bloß unterrichtet, ich habe das alles gar nicht mehr so wahrgenommen.

- Wenn du unterrichtet hast, wollte ich wissen, musstest du dann bewusste Entscheidungen treffen? Jetzt schaue ich da nicht mehr hin, ich müsste konzentrierter sein, die da mit dem unregelmäßigen Atem, soll ich die jetzt darauf hinweisen?

- Was versuchst du jetzt herauszubekommen?

Ich zuckte mit den Schultern.

- Nein, wenn ich unterrichtet habe, war es so, dass die Dinge von selbst gelaufen sind. Ich musste nichts mehr tun, ich habe immer reagiert, aber ohne bewusst zu entscheiden.

- Weil es dich nicht gab, sagte ich.

- Sei nicht spitzfindig, sagte er. Fast jeder kennt Tätigkeiten, bei denen er einen Flow hat und der Lärm im Kopf erstirbt, aber das heißt nicht, dass es kein Ego gibt. Und dass man nichts tun kann. Es ist nur eine weitere Philosophie. Advaita eben, während Yoga näher an Samkhya ist, was eher dualistisch aufgebaut ist. Es gibt eine Einheit, der sowohl Prakriti entspringt, das, was sich als Materie manifestiert, als auch Purusha, was reines Bewusstsein ist. Prakriti ist die Schöpfung, das weibliche Prinzip, während Purusha das männlich erkennende Prinzip ist. Prakriti, das, womit wir uns identifizieren, dieses Spiel auf der Leinwand namens Erde, ist ein Tanz der Schöpfung. Wenn die Tänzerin, beziehungsweise das Ego erkennt, dass ihm die ganze Zeit zugesehen wurde von Purusha, dem männlichen Prinzip, wird dieser Tanz als Schauspiel erkannt. Aber wer anders als die Tänzerin könnte das erkennen, dass ihr Tanz nur eine Manifestation des Einen ist?

Wenn es kein Ego gibt, entbindet man den Menschen der Verantwortung, dann kannst du kiffen, bis deine Augen bluten, und rausgehen und Banken ausrauben und alten Omas den Krückstock wegtreten. Wenn es kein Ego gibt, gibt es auch keine Moral, keine Gerechtigkeit, keine Schuld, dann braucht man sich nicht zu plagen mit einem schlechten Gewissen und lernen braucht man auch nicht. Diese Ideen von der Nichtexistenz des Ichs führen nur dazu, dass man in eine Depression versinkt, glaub mir, ich weiß, wovon ich rede. Erst als ich wieder angefangen habe, Dinge selber zu entscheiden, ist es besser geworden. Und darum geht es doch am Ende immer, oder? Dass es einem gut geht.

Der Bademantel von Kims ehemaliger Schülerin war sehr kurz und als sie sich vorbeugte, um etwas aus ihrer Tasche zu holen, konnte ich zwischen ihre Beine schauen. War ich neugierig auf den Geruch dort? Und konnte ich etwas dafür?

- Ich weiß nicht, ob es um das Wohlbefinden geht. Du hast doch selber gesagt, Freude führt zu nichts. Vielleicht ist das der Holzweg, dieser Wunsch, alles möge immer gut sein. Vielleicht geht es eher darum, dass man alles nehmen kann, wie es kommt, ohne sich zu sträuben. Wie diese Französin, von der du erzählt hast. Was sich sträubt, ist ja dieses Ego, das nicht wahrhaben will, dass seine Grenzen möglicherweise irreal sind. Die Frage ist ja nicht, ob dich das damals in eine Sucht geführt hat, sondern: Hättest du anders entscheiden können, nachdem du von diesen Ideen gehört hattest?

- Unser gesamtes Rechtssystem ist auf der Annahme aufgebaut, dass man sich hätte anders entscheiden können. Zurechnungsfähigkeit, Verantwortung, Schuld, all das beruht auf dieser Annahme.

- Ja, aber sie ist möglicherweise falsch. Auch neuere Erkenntnisse aus der Hirnforschung deuten in diese Richtung. Handlungskontrolle ist eine Einbildung, eine Rekonstruktion, die der eigentlichen Handlung folgt. Im Traum gibt es fast alles, was es im normalen Leben auch gibt, aber Schuldgefühle sind fast nie vorhanden. Vielleicht sind das auch nur Konstruktionen des wachen Ichs.

- Das nimmt dem Menschen die Freiheit, die Würde und die Verantwortung. Hirnforschung ist nur so etwas wie eine Speisekarte, aber wenn du wirklich isst, sehen die Dinge anders aus. Es gibt Wolken, oder nicht? Und man kann nicht mit Bestimmtheit sagen, wo eine anfängt oder aufhört. Aber das heißt nicht, dass es keine gibt. Genauso ist das mit dem Ich. Es ist da.

Was nicht sein durfte, konnte nicht sein.

Kims frühere Schülerin sah in unsere Richtung, erkannte Kim offensichtlich, strahlte und deutete ein Nicken an, das Kim lächelnd erwiderte. Eine Brust drohte aus dem Bademantel zu rutschen.

Sollten wir eines Tages gezwungen sein, eine vollständig andere Geschichte darüber zu erzählen, was der menschliche Wille ist oder was er nicht ist, so könnte dies unsere Gesellschaft in einer noch nie dagewesenen Weise beeinflussen, las ich später an diesem Tag in dem Buch *Der Ego-Tunnel* von Metzinger. Doch Metzinger selbst schien die Radikalität dieser Idee nicht vollständig realisiert zu haben, das ganze letzte Kapitel des Werkes beschäftigte sich mit der Ethik, die notwendig werden würde, wenn dieser Fall einträte.

Ich kiffte und tat das, was Kim auch getan hatte, den Geruch allerdings stellte ich mir nur vor.

Mangel, Sehnsucht und Sylvester

Meine Mutter stand am Spülbecken und nahm Fisch aus, es war ein Samstagmorgen, wir hatten gerade mit meiner Schwester telefoniert, die in der Schweiz wohnte, und das schien kein guter Start in den Tag gewesen zu sein.

- Mit 15 bin ich ins Internat gekommen, sagte meine Mutter, ich hatte immer Heimweh, mit 22 bin ich nach Deutschland und hatte Sehnsucht nach meiner Heimat, nach meinem Geschwistern und meinem Vater, und nun bin ich 62, ich bin endlich zurück in der Türkei, und ich habe Sehnsucht nach meinen Kindern. Du bist gerade da, aber Suzan ist in Bern. Und Yakub auch, ich sehe meinen Enkel nicht aufwachsen. Ach, ach, klagte sie, dieses ganze Leben ist in Sehnsucht vergangen.

Ihre Augen füllten sich.

- Mama, sagte ich, das ist doch ganz normal, wir haben alle ständig Sehnsucht nach irgendetwas.

Sie drehte den Kopf und sah mich an mit diesem Blick, der besagte, dass ich noch nicht genug vom Leben wusste, denn sonst würde ich verstehen.

Seit drei Tagen war ich hier, ich hatte mich auf den Urlaub gefreut. Morgens Yoga, dann ein wenig schwimmen im Meer, lesen, in der Sonne liegen, Zeit mit meinen Eltern verbringen, zur Ruhe kommen, zur Klarheit möglicherweise.

Ich hatte unter anderem zwei Bücher eines britischen Psychologen und Therapeuten namens Richard Sylvester im Gepäck. Er hatte sich jahrzehntelang mit spirituellen Themen beschäftigt hatte, bevor die Begegnung mit einem Erwachten eine Veränderung herbeiführte und sein Ich wegfiel. *I hope you will die soon,* heißt sein erstes Werk, die deutsche Ausgabe trägt den Titel *Erleuchtet – und was jetzt?*, was sicherlich positiver klingt und somit unter den spirituell Suchenden mehr Käufer findet. Mag der Verlag sich gedacht haben.

Für mein Romanmanuskript bekam ich weiterhin Absagen, inzwischen waren es weit mehr, als es damals für mein Debüt gegeben hatte. Mich beschlich dieses Gefühl, die Schreiberei führe zu nichts. Jahrelang hatte ich mich nun abgerackert, hatte Buch um Buch geschrieben, landauf, landab gelesen und mir war egal gewesen, ob vor drei Leuten, 13 oder 30. Ich hatte Gelegenheiten zu öffentlichen Auftritten wahrgenommen und gedacht, diese ganze Arbeit würde sich eines Tages auszahlen, die Ergebnisse meiner Bemühungen würden sich zu etwas summieren, ich würde mir ein Stückchen Reputation aufbauen, einen Namen erschreiben, einen Ort auf der deutschen Literaturlandkarte, aber nach einem Dutzend Jahren sah es so aus, als wäre dieser Ort kaum mehr als ein Dorf ohne Bahnhof und ohne Busverkehr. Ich war nirgends hingekommen. Ich las in guten Jahren vor insgesamt 3000 Zuhörern und verkaufte 6000 Bücher. Man kann ein erlesenes Publikum haben, aber man kann sich sein Publikum nicht nach und nach erlesen.

Gleich am ersten Tag des Urlaubs hatte ich mir bei einem Sprung ins kalte Meerwasser eine Zerrung zugezogen, die von meinem Nacken über den rechten Trapezmuskel bis fast zur Mitte der Wirbelsäule reichte und es mir unmöglich machte, Yoga zu üben oder zu schwimmen. Ich war zur Untätigkeit verurteilt, und das alte, bekannte Gefühl der Sinnlosigkeit machte sich wieder breit.

Wofür das Ganze? Warum schreiben? Was wollte ich eigentlich? Literarischen Erfolg? Eine Frau? Anerkennung? Mehr Prana? Mehr Geld, mehr Sex, mehr Ruhm, mehr Macht? Irgendetwas fehlte immer. Und diesen Mangel versuchte man auszugleichen. Irgendwie.

Die Grundsucht ist das Verlangen nach etwas Inte-

ressanterem als Dem hier, wie es die Person erlebt. Alle anderen Süchte stammen von diesem Bedürfnis ab, uns irgendetwas zu gönnen, weil Das hier nicht faszinierend genug ist, schreibt Richard Sylvester.

Dieses Verlangen nach mehr, nach etwas Anderem würde nicht aufhören, also wo sollte man dann hin, was sollte man tun? Meditieren schien genauso zwecklos wie Nicht-Meditieren. Schreiben oder bleiben lassen. Es schien nichts einen Unterschied zu machen, und jetzt, wo ich nicht üben konnte, hatte ich zum ersten Mal seit Jahren wieder Schwierigkeiten, morgens einen Grund zu finden, um aus dem Bett zu kommen.

Bei McKenna ist von einer Depression die Rede, die dem Erkennen der Wahrheit vorausgehen kann, Kim hatte von einer Depression gesprochen, Johannes vom Kreuz schreibt von *der dunklen Nacht der Seele,* und in mir gab es so etwas wie Hoffnung, dass ich möglicherweise auf dem richtigen Weg sei.

Gleichzeitig erkannte ich das als Hoffnung und somit als leer.

Alles, was ich in den letzten Monaten gelesen hatte, sagte mir, dass es nur Einheit gab, es gab nur Eins, das sich selber als getrennt erlebte, weil dieses Ich-Bewusstsein auftauchte. Es war alles schon da, aber aufgrund des Gefühls, es gäbe ein Ich, erlebte ich mich als getrennt. Ich war schon eins mit allem, nur war mir die Sicht darauf verstellt. Und meine Hoffnung, ich sei auf einem richtigen Weg, entsprang wieder nur diesem Ich-Gefühl, das mir die Sicht verstellte. Oder etwa nicht?

Man klammert sich an Dinge, die der Verstand zusammenbastelt, und glaubt das, was einem plausibel erscheint. Es befriedigt, nach Zusammenhängen zu suchen und welche zu finden. Unsere ganze Welt ist auf Geschichten aufgebaut. Es sind Geschichten, die Zusammenhänge und Kontinuität schaffen, es sind Geschichten, die einem geben können, was man braucht, um sich als Person auf dem richtigen Weg zu fühlen. Geschichten, die dem Ganzen hier einen Sinn unterstellen.

Ich werde glücklich sein, wenn ich den perfekten Versace-Morgenmantel gefunden habe, gehört nicht zu den wirklich guten Geschichten. Man durchschaut sie zu leicht. Die Freud-Story und die des tibetischen Buddhismus sind herrlich komplex und deshalb wesentlich besser. Je komplexer die Story, desto echter wirkt sie und desto eher empfindet sie das getrennte und dieser bösen Welt preisgegebene Individuum als befriedigend und tröstlich, sagt Richard Sylvester.

Ich musste etwas tun, ich musste mir eine Geschichte zusammenspinnen, die mir erklärte, warum ich weiterschreiben sollte. Warum ich weiterhin Yoga üben wollte. Warum ich meine Gesundheit erst zu schätzen wusste, wenn eine Zerrung jede Kopfbewegung zu einem Schmerz werden ließ.

Nach dem Mittagessen saß ich auf der Terrasse und sah den Katzen zu, die sich vorsichtig den Fischresten näherten, die meine Mutter unter einen Laternenmast gekippt hatte. Und dachte schon wieder an Richard Sylvester: *Wenn sich eine Katze vor etwas fürchtet, denkt sie nicht: Wenn ich zu einem Therapeuten gehen würde, um meine Angstkomplexe aufzulösen, könnte ich endlich ein erfülltes Katzenleben führen.*

Doch man kann nicht aufhören. Man kann nicht einfach aufhören, sich als getrennt zu erleben, und man kann auch nicht aufhören zu denken.

Wenn man Vergnügen am Denken hat und Vergnügen an ausgefeilten Storys, einen Hang zur Analyse, die erklärt, was mit der Welt eigentlich schiefläuft, gilt man schnell als Intellektueller, und man glaubt, dass das mehr wert sei, als gut auszusehen. Weil Schönheit oberflächlich und vergänglich ist. Und es Dinge wie Alzheimer, Demenz und Tod nicht gibt. Weil es blöd ist, immer auf sein Aussehen reduziert zu werden, aber nicht so blöd ist, immer nur auf die Gedanken reduziert zu werden, die man für originell hält, die aber möglicherweise genauso zufällig sind wie ein ebenmäßiges Gesicht.

Nichts half. Nicht mal die Sonne half, und ich glaubte zu verstehen, dass Kim nicht nur deshalb so viel gekifft hatte, weil die Freiheit des Willens kurz verschwunden war. Ich glaubte immer noch Dinge zu verstehen. Egal, wie sehr ich sah, dass da nichts zu verstehen war. Nichts half.

Darwin, der Weihnachtsmann und das höchste Gut

Mein Glauben an die Evolutionstheorie ging verloren, als ich eines Tages auf halluzinogenen Pilzen im Aquarienhaus des Zoos war. Ich betrachtete ein absurdes Wesen, das aussah, als sei es aus mehreren halbdurchsichtigen, kleinen Zweigen zusammengesetzt worden, und ich konnte einfach nicht glauben, dass das die Evolution hervorgebracht haben sollte.

Das hieß nicht, dass ich umgekehrt an einen Schöpfergott glaubte, der sich dieses Wassertier ausgedacht hatte, aber dass es aus Zufall entstanden sein sollte, schien mir ebenso unwahrscheinlich. So unwahrscheinlich wie wir Menschen.

Darwins Lehre hatte die Schöpfungsgeschichte und die Lehre von der Konstanz der Arten und den Lamarckismus abgelöst, und dem Menschen seinen Platz als Krone der Schöpfung angeblich streitig gemacht.

Alles Leben hat einen gemeinsamen Ursprung, und die verschiedenen Arten sind zufällig durch Genmutationen entstanden. Die Evolution hat kein Ziel, keinen Sinn oder Zweck, sie ist nicht darauf ausgerichtet den Menschen als Endprodukt zu erschaffen, sie ist nur ein Zusammenspiel von Zufall und Anpassung an den Lebensraum.

Wer annimmt, die Menschheit habe die Gestaltung ihrer Zukunft selbst im Griff, unterstellt, dass Darwins grundlegende Erkenntnis auf uns nicht zutrifft, schreibt John Gray.

Der Mensch, insbesondere der westliche, neigt dazu, sich mit oder ohne Darwin als Krone der Schöpfung zu betrachten und sich weiß Gott was auf seine Errungenschaften einzubilden. Und das höchste Gut ist stets das, in dessen Besitz man sich gerade befindet.

Jahrhundertelang hielt man die christliche Religion für die beste und versuchte sie ungefragt in alle Welt zu exportieren. Nun betrachtete man das als Irrtum und das Einsehen dieses Irrtums als einen Fortschritt. Da man so fortschrittlich war, hatte man auch das beste Herrschaftssystem, deswegen versuchte man nun die Demokratie überall auf der Welt zu verbreiten, damit auch andere ein selbstbestimmtes Leben in Freiheit führen konnten.

Was daran genau fortschrittlich sein soll, ist schwer zu erklären, und inwieweit das eigene Leben nun selbstbestimmt und frei ist, ist auch nicht so offensichtlich, wie man meinen könnte.

Man konnte nicht entscheiden, wohin man geboren wurde, wie man aussah, welche Sprache man als Erstes lernte, ob die Eltern einen liebten oder prügelten oder beides, welcher sozialen Schicht man angehörte, wann man in die Pubertät kam, ob die Brüste wuchsen, ob die Haare später grau wurden oder ausfielen oder beides nacheinander.

In einem System, in dem es einem als normal verkauft wird, acht Stunden am Tag zu arbeiten, stellt kaum jemand die Frage, welche Form von Freiheit das genau ist, wenn man seine Kollegen länger sieht als seine Familie.

Man ist immer stolz auf das, was man erreicht hat, ob individuell oder gesellschaftlich. Und die Frage, inwieweit das, was man erreicht hat, auf eigenen Verdienst zurückzuführen ist, wird stillschweigend übergangen. Ohne Freiheit des Willens gibt es auch keine Veranlassung zu Stolz. Was fehlte, war möglicherweise gar nicht eine Spiritualität, die wir uns irgendwo abschauen mussten, sondern bloße Demut.

Wenn man die Möglichkeit in Betracht zieht, dass man keinen freien Willen hat oder zumindest nur eine geringe Kontrolle über den Lauf der Dinge, wenn man in Betracht zieht, dass die Gedanken kommen und gehen, ohne dass man sie ernsthaft lenken könnte, dass Gedanken eben auftauchen wie Wolken am Himmel, wenn man davon ausgeht, dass man Ideen nicht hat, sondern dass sie zu einem kommen, ohne dass man genau benennen könnte, wie, wenn man zugibt, dass man Geistesblitze nicht erzwingen, erarbeiten, erhoffen oder herbeibeten kann, wieso sollte man die Frucht dieser Gedanken als sein Eigentum beanspruchen?

Die Tatsache, dass ich mit Schreiben auch Geld verdiente, hatte mehr mit den Gegebenheiten des Systems zu tun als damit, dass ich mir die Bücher immer noch als eine Leistung anrechnete, die einen monetären Gegenwert haben sollte. Oder anders: Ich hätte den ganzen Kram auch verschenkt. Wobei verschenken das falsche Wort ist, weil es suggeriert, es hätte mal mir gehört.

Die Idee des geistigen Eigentums ist eher jung, und das Verständnis von Kunst, nach dem der Künstler sich selbst verwirklicht, ebenfalls.

Im Kunstkontext bedeutete Selbstverwirklichung etwas radikal anderes als im Yoga. In der Kunst möchte jemand seinen eigenen Zielen, Sehnsüchten, Maßstäben, Vorstellungen und Möglichkeiten Ausdruck geben und sich möglicherweise ein Denkmal setzen oder sich mit Bedeutung aufladen. Dabei spielen geltende Normen oder Regeln keine Rolle, was auch dazu führen kann, dass es manchen an einem Mindestmaß an Höflichkeit mangelt, sie aber eine gute Ausrede dafür haben: Ich bin Künstler.

Im Yoga hingegen möchte man sich von Zielen, Konzepten und Wünschen lösen, zu dem wahren Selbst finden, das dahinter liegt und nichts mit den unbeständigen Vorstellungen gemein hat, die man sich von sich und der Welt macht. Hier ist das eigene Ich nichts, was wirklich Realität besitzt und irgendwie verwirklicht werden müsste, und Ruhm oder Nachruhm sind nicht nur nicht erstrebenswert, sondern ohnehin ohne jegliche Bedeutung.

Man kann Kunst auch als Dienst verstehen. Wenn einem Talent gegeben worden ist, ist man möglicherweise verpflichtet es zur Bereicherung aller zu nutzen. *Gott hat mir Lieder gegeben, damit ich sie singe,* sagt Bob Marley.

Man kann Kunst verstehen als eine Möglichkeit Kontakt zu schaffen zwischen Menschen. Das muss man nicht ehrenamtlich machen, aber Kontakt entsteht dort, wo Grenzen aufweichen. Der Begriff des geistigen Eigentums ist eine sehr klar gezogene Grenze.

Ich lag am Strand, las Bücher von Menschen, denen ich die Erleuchtung aus irgendeinem Grund abnahm, und wurde immer verwirrter. Ich las Nathan Gill, Satyam Nadeen, der Drogendealer gewesen war, Suzan Segal, die jahrelang verängstigt gewesen war, weil sie kein Ich in sich entdecken konnte und diesen Zustand für krankhaft hielt. Auch selbst ernannte Experten der Spiritualität hatten ihr nicht weiterhelfen können, bis auch bei ihr endlich die Einheit erkannt wurde und der Verstand die Abwesenheit eines frei entscheidenden Ichs nicht mehr als anormal klassifizierte.

Das Ich sei nur ein Kommentar zu den Dingen, die ohnehin geschehen, war ein Satz, der in meinem Kopf hängenblieb.

Wie ich es auch betrachtete, wie sehr ich auch versuchte, meinen Verstand durch Logik und Argumente zu überzeugen, da war immer noch etwas, das rief: Und ich bin doch hier. Ich bin keine Illusion.

Der Kommentator war zu laut, um ihn zu überhören.

Was ich las, erschien mir dennoch richtig. Nichts, was

das Ich tut, kann das Ich davon überzeugen, dass es nicht existiert.

Erleuchtung, Erlösung, Nirwana, Samadhi, das Erkennen der Wahrheit war nur eine Gnade, die eintreten konnte. So wie Rolf es über die Meditation gesagt hatte. Es war nicht etwas, das man erreichen konnte, es war kein Gewinn, und danach trachtete man ja im Leben. Nach Gewinn an Lust, Freude, Glückseligkeit, Frieden, Liebe. Die Erlösung war eher ein Verlust. Man verlor das, was einem am wichtigsten erschien: das Gefühl eine Person zu sein.

Man kann nicht willentlich etwas verlieren, genauso wenig wie vergessen. Es gab nichts, was man tun konnte, und sicherlich konnte das dazu führen, dass man kiffte und sich hängen ließ, aber nach drei Wochen kam auch wieder etwas Leichtigkeit in mir auf.

Wenn es mich nicht gab, brauchte ich auch keine Bürde zu tragen. Sorgen, die man sich machte – hier gab die Sprache den tatsächlichen Vorgang wieder –, fabrizierte man nur selbst als einen Kommentar zur gegenwärtigen Lage. Man drehte und wendete sie in seinem Kopf und versuchte sie sich von allen Seiten anzuschauen. Diese Gedanken und Sorgen konnte ich nicht abschalten, aber ich glaubte den Autoren, die ich las, ohne dass ich diesen Glauben hätte begründen können.

Egal, was auftauchte, es war Ausdruck des Wunders, sagten sie, und es konnte gar nicht anders sein, als es war. Es gab nichts zu verändern. Was man sah, war alles, was es gab. Mehr war da nicht. Man kann der Unendlichkeit nichts hinzufügen. Da war kein verstecktes Geheimnis, kein Pfad, kein Berg, kein Shangri-La, kein Atlantis oder sonst was.

Die Idee machte frei, auch wenn von mir nicht gesehen wurde, was durch die Augen der Erleuchteten gesehen wurde.

Hier ist niemand, der etwas erreicht hat, betonten diese Autoren, ganz einfach weil hier ohnehin niemand ist.

- Woher weißt du, dass du nicht irrst, wurde Richard Sylvester gefragt.

- Hier ist niemand, der sich irren könnte, antwortete er.

Auf diese Weise nicht existent zu sein, war ein Trost. Die Scham, die nicht verging, über Fehler, die man nicht vergessen konnte, gehörte zu niemandem. Die Schuld, mit der man glaubte leben zu müssen, gab es nicht, da es auch keine Verantwortung gab. Das Wegfallen des Willens konnte zu ausgiebigem Kiffen führen, wie es bei Kim geschehen war. Aber es konnte einen auch befreien von einer Vergangenheit, die man ohnehin nicht mehr ändern konnte.

Die Gesetze der Geschichte

Mit der Idee, dass es dieses Ich nicht gab, mochte ich mich ja noch anfreunden. Ich-Auflösung ist etwas, das nahezu jeder erleben kann, der ausreichende Mengen halluzinogener Drogen zu sich nimmt. Auch in der Meditation sollen solche Zustände möglich sein, aber ich selber habe sie nicht erlebt.

Doch diese Menschen, deren Bücher, DVDs und CDs ich nun konsumierte, drückten sich zwar unterschiedlich aus, aber sie schienen sich einig zu sein, dass es noch mehr Dinge nicht gab, und dafür ließen sich keine Argumente finden wie für die Abwesenheit des freien Willens.

Daniel Herbst, Karl Renz, Tony Parsons und weitere sprachen alle von einer Quelle, dem Unendlichen, dem Universum, der Einheit, dem Bewusstsein oder wie auch immer sie es nannten, und diese Quelle, das Nichts, die Leere, wollte sich selber wahrnehmen: Das tat sie durch unsere Augen.

Es gab keine Vergangenheit außer in der Erinnerung, es gab keine Zukunft außer in Wünschen, Bedürfnissen und Hoffnungen, es gab keine Evolution, keine Dinosaurier und auch keine Wolkenkratzer, Stühle, Tische, Busse, Züge, Bücher oder Leser oder sonst was. Es gab keine Kausalität. Alles existierte nur, weil man es wahrnahm. Es tauchte aus dem Unendlichen auf und verschwand augenblicklich wieder darin.

Den Gedanken einer Quelle, der genauso unvorstellbar war wie der von Unendlichkeit, mochte ich annehmen, auch dass es kein Ich gab, das zu dieser Quelle gelangen konnte, weil die Quelle Einheit war, und wäre das Ich dort, dann wären da wieder zwei.

Wenn alles Einheit war, alles Quelle, dann bedeutete das, dass jeder von uns mit der Illusion eines Ichs auch schon dort war. Es gab ja nichts anderes. Nur die Quelle, die sich als Ich erlebte.

Die Menschen, bei denen Einheit erlebt wurde – so sollte man es vielleicht ausdrücken, denn es gab ja kein Ich, das erleuchtet wurde –, arbeiteten viel mit Metaphern und Analogien, um sich dem Paradoxon zu nähern. Wir seien wie Fische, die nach dem Wasser fragten, sagten sie. Wir seien wie die Gestalt, in die wir uns nachts träumten und die ebenfalls glaube, ihre Umgebung sei real. Wir seien wie ein Tropfen Wasser, der nach dem Meer frage, in dem er sich bereits befinde.

Vielleicht waren die Erklärungen, die ich im Yogakontext gefunden hatte, auch Metaphern, die wir einfach nur zu wörtlich nahmen. Vielleicht sollte 72 000 Energiekanäle nicht bedeuten, dass da ein bekiffter Weiser sie alle einzeln gezählt hatte, sondern dass es einfach sehr viele dieser Nadis gab. So wie im Buddhismus von den *zehntausend Dingen* die Rede ist, die einfach nur die Welt repräsentieren, wie wir sie wahrnehmen.

Möglicherweise verstanden wir auch die Wiedergeburt zu wörtlich, und diese Metapher sollte nur verdeutlichen, wie begrenzt die Erfahrungen waren, die man im Laufe eines einzigen Lebens machen konnte. Wie wenig man von den zehntausend Dingen lernte. Männer werden nie die Erfahrung machen, wie es ist, als Frau zu leben, und umgekehrt, man wird nicht wissen, wie es ist, ein Zwilling zu sein oder eben keiner, in einem reichen Land geboren oder einem armen, in einer Klimazone zu leben, wo Kälte ein nicht nachvollziehbares Konzept ist, wie es ist, eine völlig andere Sprache als Muttersprache zu haben und somit einen anderen Ausblick auf die Welt.

Wiedergeburt als Metapher verdeutlicht einem, wie armselig das eigene Leben doch ist im Vergleich mit den Möglichkeiten. Wenn man alle Erfahrungen machen könnte, die ein Mensch machen kann, dann wäre man vielleicht erleuchtet, weil man endlich die Nichtigkeit dieser Erfahrungen erkennen könnte.

Nach und nach begriff ich, dass kein Ich zu haben nicht gleichbedeutend war mit keinen Charakter zu haben. Schon Babys verhalten sich deutlich unterschiedlich, obwohl sie allem Anschein und allen Theorien nach noch kein Ich-Bewusstsein besitzen.

Der Charakter blieb erhalten, auch nach der Erleuchtung, aber da war niemand mehr, der diesen Charakter bewohnte oder sich mit ihm identifizierte. Vorlieben, Abneigungen, gute und schlechte Eigenschaften lösten sich nicht einfach auf, weil das Ich verschwand. Was verschwand, war die Anhaftung an diesen Charakter. Der Glaube, man sei dieser Charakter.

Das war es wohl, was McKenna sagen wollte, als er schrieb, man solle nicht versuchen, die Eigenschaften von Erleuchteten zu entwickeln. Es ergab keinen Sinn sich nicht identifizieren zu wollen, solange es noch ein Ich gab.

Was nach der Erleuchtung mit dem Ich verloren ging und das Leben möglicherweise erleichterte, war Selbstmitleid. Wenn man die Leere des Selbst erkannte, brauchte man es auch nicht mehr zu bemitleiden. Neurosen und Zwangshandlungen konnten verschwinden, aber die Erleuchtung war kein Garant dafür, dass man edler, besser oder auch nur glücklicher wurde.

Satyam Nadeen sagt: *Wenn Sie die Wahl zwischen einem Lottogewinn und Erleuchtung haben, nehmen Sie den Lottogewinn, denn bei der Erleuchtung ist niemand mehr da, der es genießen könnte.*

Das schien mir auch auf eine andere Art und Weise ein gutes Bild zu sein. Was unterschied all uns spirituelle Sucher eigentlich von denen, die auf einen Sechser im Lotto hofften? Die Wahrscheinlichkeiten waren ähnlich, der Unterschied war doch nur, dass die einen auf eine Chance im nächsten oder übernächsten Leben hofften. Und an eine Veredelung des Charakters glaubten.

Doch man blieb derselbe. Man kann nicht gegen die eigene Natur ankämpfen.

Ich begann nun Veranstaltungen zu besuchen von Menschen, die als erwacht galten, und sah in den Augen dieser Menschen etwas, das ich in der Yogawelt mit Rolf als einziger Ausnahme noch nicht gesehen hatte: eine Losgelöstheit, die nicht unbedingt sofort auffiel, aber unverkennbar war. Ich sah einen sicheren Grund, der nicht auf Behauptungen oder Dogmen gebaut war. Das Erleben, dass die Trennung von Ich und dem Rest aufgehoben war, schien etwas zu bewirken, das genauso jenseits der Worte war wie die Einheit selbst.

Als ich in Wien eine Lesung hatte, kam ich hinterher mit einem Zuhörer ins Gespräch, der an einigen wenigen Formulierungen erkannt hatte, dass ich mich offensichtlich mit dem Thema beschäftigte.

Man könnte hier einen Ausflug zur Synchronizität machen, aber das wäre nur ein weiterer Versuch, dieser Welt einen Sinn zu verleihen, der ihr möglicherweise nicht innewohnt.

Der Zuhörer erzählte mir, dass Karl Renz am nächsten Tag in Wien sei, und ich ging, da ich Zeit hatte, zu einem seiner so genannten Talks.

Obwohl ich ihm glaubte, dass es das Erkennen gab, mochte ich ihn nicht. Er schien mir überheblich, sein Humor traf nicht meinen Geschmack, und sein Lachen nach Fragen aus dem Publikum grenzte arg an Unhöflichkeit.

Doch immerhin mochte ich ihn lieber als das Publikum, das ich vorfand. Lauter Menschen, die strebten.

Nach Erleuchtung, nach Zeichen von Gott, nach Fortschritten in der Meditation, nach dem Ende der Zweifel. Was unterschied mich denn von ihnen? Keine Ahnung.

Es waren Menschen, die seit Jahrzehnten nicht nur auf der Suche zu sein schienen, sondern auf der Jagd. Menschen, die über Karls Witze lachten, als müssten sie mit ihrem Gekicher Offenheit, Spiritualität und Humor zur Schau stellen. Menschen, die die Suche nach Wahrheit bestenfalls rastlos, schlimmstenfalls verbittert gemacht hatte. Eine Bitterkeit, die sie versuchten mit selbstverleugnender, aufgesetzter Wärme zu kompensieren. Sie brauchten einen Grund, um glücklich zu sein, das grundlose Glück schien ihnen hohl und leer.

Doch da vorne saß auch nur jemand, der unter Beweis stellte, dass der Seinszustand, in dem er sich befand, nicht zwangsweise zu liebevolleren Umgangsformen führte.

2012, so sagte eine Dame, würde ein Paradigmenwechsel stattfinden, ein Wendepunkt in der Geschichte. Es würden so viele Menschen spontan erleuchtet werden, dass nach Erreichen einer kritischen Masse alle in einer Art Kettenreaktion die Einheit sehen würden.

- Wenn nur noch Erwachte rumlaufen, gründe ich eine Agentur, sagte Renz. Rent-a-seeker. Miete dir einen Sucher.

Das fand ich ebenso unhöflich, wie lustig, wie treffend.

Erwachte leben auch davon, dass sie Publikum haben. Menschen, die zahlen, weil sie auch erwachen wollen. Dann gibt es Menschen wie Karl Renz, die ihnen erzählen, dass sie nichts tun können, weil alle Bemühungen des Ichs das Ich nur stärken, und es gibt Menschen wie Eckhart Tolle, die den Leuten Methoden anbieten, um zu erwachen, und die natürlich wesentlich erfolgreicher sind, weil es ein vermarktbares Produkt gibt, das Hoffnungen auslöst.

Man will nicht hören, dass es keine Hoffnung gibt. Jeder Verkauf eines Produktes in diesem System ist notwendigerweise an ein Versprechen geknüpft.

Tolle ist weithin bekannt bei den Suchern, und ich halte ihn für keinen Blender, doch sein Erfolg bezieht sich nicht auf die Person, oder eben Nicht-Person, sondern auf die Methoden, die er anbietet.

Person, von Lateinisch personare, hindurchschallen, der Begriff legt schon nahe, dass wir nur eine Art Radio sind. Es wird durch uns gelebt, nicht von uns. Wir haben Gedanken nicht, wir empfangen sie. Jeder scheint auf einen anderen Sender eingestellt zu sein, doch senden tut immer nur das Bewusstsein, die Quelle, das Nicht-Fassbare.

Karl Renz führte den Film als Analogie an. Alles ist Bewusstsein, sagte er, die Schauspieler, der Regisseur, die Leinwand, die Zuschauer, alles ist eine Illusion, die das Bewusstsein in einem spielerischen Akt erschafft.

Mit der Idee des eingebildeten Ichs konnte ich leichter leben als mit der Vorstellung, dass nichts hier wirklich war, sondern nur eine Art Film, der ablief.

Es fühlte sich real an, es war mehr als nur gut gemacht.

Was war mit meinen Fortschritten im Yoga? Was war mit dem Alterungsprozess, wenn es doch keine Zeit gab? Was war mit der Geschichte, den vergangenen Jahrtausenden? Was war mit Hunger, Armut, Leid, Gier und Gewalt? Das war doch auch alles real.

Das ist alles nur innerhalb der Geschichte, sagte Tony Parsons. Da tauchen diese Dinge alle auf, aber sie haben keine weitere Bedeutung. Auf einem Talk erzählte er belustigt, ihm werde vorgeworfen, er würde mit seiner Aussage, man könne nichts tun, den Leuten die Verantwortung abnehmen.

Das ist ein Missverständnis, sagte er, ich sage nicht, dass die Leute keine Verantwortung haben, ich sage, dass es überhaupt keine Leute gibt.

Hier im Körper-Geist-Organismus von Özgür Yolcu, der mit einer Stimme und einem Charakter ausgestattet ist, wird die Einheit nicht gesehen. Doch es wird gefühlt, was sie bedeuten könnte. Deshalb erlaubt er sich zu den vielen bestehenden noch eine weitere Analogie hinzuzufügen.

Romane sind fiktive Welten. Damit sie funktionieren können, müssen sie bestimmten Gesetzen gehorchen. Sie unterliegen der Syntax, der Semantik, der Logik, und sie können diese leicht beugen, aber niemals ganz missachten.

Sie sind reizlose Geschichten, die am Ende auf nichts hinauslaufen und der Unterhaltung dienen, wie dieses Buch hier auch.

Warum sollten Menschen nicht wie ein Roman sein. Einer, in dem viel geschlafen wird. Fast ein Drittel seines Lebens ist man sich seines Ichs nicht bewusst oder erlebt es in einer Traumwelt. Und jedes Mal, wenn man aufwacht, kommt man wieder zur Welt. Sie ist immer da. Es ist unvorstellbar, dass die Welt erscheint ohne einen selbst. Man fehlt nie darin. Und doch glaubt man, die Welt existiere unabhängig von der eigenen Wahrnehmung.

Kim stellt alles auf den Kopf

Kims Augen hatten einen Glanz, den ich kannte, doch bei ihm noch nie gesehen hatte. Die letzten beiden Male hatte er unseren Saunatermin abgesagt, und ich war alleine gegangen und hatte mir auf der Liege die Kopfhörer aufgesetzt.

- Hast du geraucht?, fragte ich jetzt.

Er grinste breit und nickte, fast schien es, als sei er stolz darauf.

- Wie kommt's?

- Ach, sagte er, ich habe viel nachgedacht in letzter Zeit. Und viel Musik gemacht. Und ein paar Entscheidungen getroffen.

- Musik gemacht? Du meinst, Mantren gechantet?

- Nein, nein, ich habe einige neue Tracks produziert.

- Was für Tracks?

- Dubstep.

- Du machst Musik? Das hast du nie erzählt.

- Ich hatte aufgehört damit. Es ließ sich nicht gut mit diesem Yogaleben vereinbaren. Anfang, Mitte der 90er, als Drum 'n' Bass groß war, war ich sogar ganz erfolgreich. Ich habe damals in Manchester gewohnt.

Wir trafen uns nur einmal die Woche und telefonierten kaum, unsere Gespräche drehten sich meist um Yoga, um die Musik, die wir gerne hörten, um die Motivationen von Menschen, Metaphysik und Manipulation durch Medien. Es verwunderte mich, dass Kim das nie erwähnt hatte, doch ich hatte auch nicht von meinem Manuskript erzählt, das häufig abgelehnt worden war, bevor sich ein Verlag fand, der es veröffentlichen wollte. Ein Verlag, bei dem ich nicht befürchten musste, dass meine literarische Reputation wuchs.

Ich hatte mit Kim nicht über meine Zweifel gesprochen, über die Arbeit, die sich zu nichts summiert hatte, über meine Krise. Ich hatte mich gefragt, warum ich Anerkennung wollte von Menschen, deren Einstellungen und deren Leben mir kaum attraktiv erschienen, wohin ich eigentlich wollte mit mehr Erfolg und warum das Schreiben ein Mittel zu irgendetwas anderem sein sollte. Ein Weg, der irgendwohin führte. Ich schrieb gerne. Mehr musste es doch nicht sein. Eine angenehme Beschäftigung gefunden zu haben, war schon viel. Schreiben. Das war das Ende der Krise. Schreiben und auf alles andere ist geschissen. Es wird nicht mehr geschielt nach anderen Dingen. Mit dem neuen Verlag hatte ich eine Tür hinter mir zugezogen und fühlte mich freier.

- Wie erfolgreich warst du damals?, fragte ich Kim. Kennt man etwas von dir?

Er nannte einen Namen und ich sah ihn erstaunt an.

- Da steckst du hinter?

- Hm.

Er hatte stolzer gewirkt, als er die Frage nach dem Kiffen bejaht hatte.

- Ich habe das früher gehört.

Meine Stimme überschlug sich fast.

- Echt?, sagte er.

- Ja. Warum erzählst du so etwas nicht? Warum weiß das niemand?

Klatsch sprach sich schnell herum, auch in der Yogaszene der Stadt.

- Ich habe das immer getrennt gehalten, sagte Kim. In England kennt man mich als Musiker, ich habe dort nie unterrichtet. Ich hatte ja auch noch nicht richtig mit Yoga angefangen. Und in Deutschland habe ich nie Musik gemacht. Es waren auch nur drei, vier Jahre, die ich drüben gewohnt habe.

Das war die Zeit, in der so viele Pillen unterwegs waren ..., sagte ich.

- Ich habe immer nur gekifft, sagte Kim. Das hat mir gereicht. Es gibt Leute, die sind auf Kicks aus, die wollen immer mehr, neue Drogen, neue Partner, noch krasseren Sex. So war ich früher nie. Das hat erst Yoga aus mir herausgekitzelt, dieses Weiterwollen. Mehr Liebe, mehr Frieden, mehr Ausgeglichenheit, mehr Prana. Aber was Drogen angeht, bin ich immer schön bescheiden geblieben. Mir reichte Gras.

Auf einmal war die Bewunderung zurück, die ich für Kim empfunden hatte, als ich ihn nur als Lehrer kannte. Bevor ich ihn mit einem Joint an den Lippen in einem Hauseingang gesehen hatte. Vielleicht war das keine Bewunderung, sondern Neid. Oder Unbehagen über die eigenen Eigenschaften.

Mir hatte nie irgendetwas gereicht. Es gab kaum Bereiche im Leben, in denen ich bescheiden gewesen war. Der Drang nach mehr hatte mich immer weitergetrieben. Man konnte diesen Hunger positiv deuten, da wollte jemand noch etwas, er schlief nicht ein, ließ sich nicht einlullen von Versprechungen, Luxus, Unterhaltung, Fernsehprogramm, der Sorge um Parkett und Auto. Doch man konnte diesen Drang auch einfach Gier nennen.

Der Verstand ist in der Lage, einem dieses oder jenes plausibel zu präsentieren. Und wenn man sich sagt, dass man es so oder so sehen kann, dann redet er einem ein, man sei besonders schlau, weil man in der Lage ist, die Perspektive zu wechseln. Und selbst die mögliche Einsicht, dass das nicht unbedingt besonders schlau ist, verkauft er einem als Überlegenheit. Man ist ja so toll, eben weil man sich nicht einbildet schlau zu sein.

Und dann sagt jemand einen Satz wie *Mir reichte Gras*, und schon wünscht man sich ganz anders zu sein.

- Ich wollte raus aus dem Leben da in Manchester, sagte Kim. Ich dachte, ich müsste weniger kiffen, mehr aus meinem Leben machen. Mich endlich ernsthaft mit Yoga beschäftigen und nicht nur so nebenbei. Ich dachte, es sei zu wenig, auf einer Modewelle mitzureiten und dauernd nur nachts zu leben. Ich dachte, das hätte alles keine Zukunft. Und dorthinein wollte ich investieren, in die Zukunft. Mir war der siebzig, achtzig Jahre alte Mann, der ganz andere Interessen, Gefühle und Vorlieben hat als ich, aber meinen Namen trägt, näher, als einem so ein imaginäres Wesen sein sollte. Ich wohnte sozusagen Tür an Tür mit Future-Kim, einem Mann, den es nie geben wird, und ließ mich von ihm beeindrucken. Sei nicht dumm, habe ich mir gedacht, Drum 'n' Bass wird in einigen Jahren tot sein und du möchtest nicht als Fünfzigjähriger noch deinen Lebensunterhalt damit bestreiten, Musik zu machen für Leute, die nicht mal halb so alt sind wie du. Du willst einen Frieden finden, den es nicht gibt, wenn der Bass immer alles durchdringt.

- Und jetzt willst du das doch?

- Nein, antwortete Kim, nein. Ich habe aufgehört mit der Musik, weil ich dachte, dass Yoga etwas Besseres ist. Eine klügere Investition. Aber wir wissen ja, wohin das geführt hat. Ich habe mehr Zeit und Energie hineingesteckt als die meisten, die ich kenne. Und immer noch fürchte ich, es könnte an mir gelegen haben. Dennoch werde ich es nicht weiter versuchen. Drei Wochen in der Klapse haben mir gereicht. Warum sollte ich also nicht wieder Musik machen? Warum sollte mir die Zukunft näher sein als die Gegenwart? Warum sollte ich nicht kiffen? Nüchtern bin ich motivierter und könnte mehr erreichen, aber wozu soll das gut sein? Was will ich denn erreichen? Auf welche Sprosse welcher Leiter möchte ich denn? Kiffen richtet dich ja nicht zugrunde. Ich habe immer gerne

Beats gebastelt und war gut darin, warum sollte ich damit aufhören? Nur weil die anderen, die es tun, halb so alt sind wie ich? Ich habe nach dieser spirituellen Psychose viel nachgedacht und langsam und vorsichtig wieder angefangen zu kiffen. Es geht mir gut mit Gras. Und ich will wieder nach England. Mal sehen, was passiert. Das Ganze hier ist ja nicht wirklich planbar, das Leben, meine ich, wichtig ist nur, nicht zu sehr zu leiden und seine Würde nicht zu verlieren. Und sich selbst nicht in der Zukunft.

- Du wirst also gehen?

- Nächste Woche schon.

- Wir werden uns nicht mehr sehen?

- Es sei denn, du ziehst nach England.

Irgendwie hatte ich gedacht, es sei mehr, als nur einmal die Woche gemeinsam in die Sauna zu gehen. Ich hätte mir gewünscht, Kim hätte mir schon vorher von diesen Gedanken erzählt, ich hätte mir gewünscht, wichtiger für ihn zu sein, wichtiger für jemanden, dem wenig sonderlich wichtig schien und der nicht mehr sonderlich bemüht war, seine Rolle im Leben mit Bedeutung zu füllen.

An jenem Abend rauchten wir zum ersten Mal gemeinsam, er spielte mir seine neuen Tracks vor, und ich freute mich darauf, noch mehr von ihm zu hören. Er mochte recht haben, Bässe gaben keinen Frieden, aber sie massierten einen von innen, und Musik war genauso ein Paradies wie jeder andere Ort ohne Konflikte, der sich nicht bewohnen ließ.

Die Dinge sind weder so, wie sie scheinen, noch sind sie anders

In einer Zeitung habe ich mal von einer Untersuchung gelesen, in der US-Amerikaner Heuschrecken aßen. Eine Gruppe bekam die Heuschrecken umsonst, die andere musste zehn Dollar dafür bezahlen. Denjenigen, die Geld ausgegeben hatten, schmeckten die Heuschrecken besser.

Wenn man jahrelang gesessen hat, gechantet, sich gedehnt und verrenkt, Gott angebetet, vegetarisch gelebt hat, wenn man keine Mücken erschlagen und auf Drogen verzichtet hat, jeden Tag pünktlich um 3:30 aufgestanden ist, würde einem wahrscheinlich auch frittierter Eiter aus dem Abszess eines Gnus schmecken. Man kann kaum anders, als diesen Weg für wertvoll zu halten, egal wie armselig die Ergebnisse sein mögen. Yoga ist ja ein jahrtausendealtes, erprobtes System, das kann nicht falsch sein. Dass Yoga, wie wir es heute kennen, ein wesentlich jüngeres Phänomen ist, das vom Westen und seinem Körperkult mitgeformt wurde, möchte man nicht wahrhaben, wenn man so viel Zeit, Geduld, Energie, Härte und Disziplin hineingesteckt hat.

Oder es greift ein anderes Phänomen. Leidenschaft und Verlangen entstehen durch Hindernisse. Einem Partner, von dem man nie den Respekt, die Liebe, die Anerkennung bekommen hat, die man sich gewünscht hätte, rennt man meist lange hinterher, obwohl die Umstände dagegen sprechen. Jemanden, von dem man irgendwann alles bekommen hat, kann man leichter gehen lassen.

So ließe sich erklären, warum manche Frauen zu dem Mann zurückkehren, der sie geschlagen hat, aber jemanden, der seine Zuneigung beweisen konnte, eher endgültig verlassen.

Die Möglichkeit zur Erleuchtung ist gering. Die Vorstellungen vom Erwachen scheinen geprägt zu sein von den Illusionen derer, die nicht erwacht sind. Fiktionen, die tief beeindrucken können, wie die Darstellung eines über alles erhabenen Jesus, ausgedacht von einem Drehbuchschreiber und verkörpert von einem Schauspieler. Doch auch hinter dem Darsteller, dem Schreiber, dem Regisseur steht kein Mensch mit einem Ich, sondern nur eine Geschichte.

Die mentalen Prozesse, die unserem Ichbewusstsein zugrunde liegen (Gefühle, Gedanken, Erinnerungen), laufen in den unterschiedlichsten Bereichen unseres Gehirns ab. Es gibt keinen speziellen Punkt, in dem sie zusammenlaufen. Kein Cockpit der Seele. Keinen Seelenpiloten. Sie kommen zusammen in einem Werk dichterischer Fiktion. Das menschliche Wesen ist eine Geschichtenerzählmaschine. Das Ich ist eine Geschichte, schreibt der klinische Neuropsychologe Paul Broks.

Ebenso wenig wie im Traum wissen wir, von wem diese Geschichte erzählt wird.

Sie besteht aus vielen Elementen, es scheint keine fortwährende Glückseligkeit zu geben, keinen ewigen Frieden, keine anhaltende Wonne, nur das Erkennen von Einheit, in der immer noch alles auftauchen kann, negative wie positive Emotionen.

Die Beziehung der unendlichen Weite zum Ärger ist ähnlich wie die Beziehung des Ozeans zum Seegras, das in ihm umherschwimmt, schreibt Suzan Segal. *Der Ozean würde sich niemals über das Seegras beschweren und darauf bestehen, dass es entfernt wird, damit der Ozean der Ozean sein kann.*

Ärger, Gier, Trauer, Zorn, Zweifel, es scheint immer noch alles aufzutauchen, nur dass man nicht mehr daran festhält, weil da niemand ist, der festhalten könnte.

Techniken, die zur Entwicklung von Nicht-Anhaf-

tung führen, können das Leiden der Person reduzieren, aber auf Kosten der Lebensfreude, sagt Richard Sylvester. *Wodka trinken kann auch das Leiden temporär reduzieren, aber auf Kosten der Leber.*

Das Erwachen scheint eine Gnade zu sein und nicht etwas, das man zwangsläufig durch Praktiken erreicht.

Das ganze System ist ein Werkzeug zum Aufwachen. Es kann eins sein. Es besteht die Möglichkeit, sagt Rolf Naujokat. *Und wenn man nicht aufwacht, lässt man es früher oder später sein.*

Doch genau das passiert ja meistens nicht, man lässt es nicht sein, man kehrt nicht um, wenn man jahrelang in eine Richtung gegangen ist.

Alles, was man tut, verfestigt das Gefühl, eine Person mit einem unabhängigen Verstand zu sein.

Das kapitalistische System hat in den letzten Jahrzehnten gezeigt, wie so ein Prinzip funktioniert. Es ist in der Lage alle Gegenbewegungen und Gegenutopien zu schlucken und für sich zu nutzen. Hippies, Punks, Autonome, Kommunismus, Sozialismus, Globalisierungsgegner, Vegetarismus, Fair Trade, Bio, jeder Versuch, das System zu schwächen, jede reaktive Entwicklung, die ihren Ursprung auch im System hat, wird entweder geschluckt oder bringt vermarktbare Produkte hervor, die das System wiederum stärken. Es gehorcht keiner Ideologie und es kennt keine Moral. Das System ist flexibler, als ein Yogi je sein könnte. Es gibt keinen Weg nach draußen. Es sei denn, das System fährt sich selbst gegen die Wand. Und das kann man nicht steuern. Genauso wenig wie Erwachen.

Bücher dieser Art, bei denen eine Suche thematisiert wird, enden meist mit einem Fund oder zumindest einer tiefen Erkenntnis, und sei es die totale Desillusionierung. Bücher versprechen andere Welten, vielleicht bessere.

Man ist geneigt, Schreibern zu glauben, die nur an sich glauben, weil so viele Leser es auch tun. Und die Macht, welche die Leser den Schriftstellern verleihen, wird auf sie selber zurückprojiziert.

Ich weiß nicht, ob ich etwas gefunden habe. Ich übe immer noch Asanas, in der Regel fünf Tage in der Woche. Ich sitze zurzeit nicht mehr. Rede mir ein, die Hoffnung auf ein Erwachen aufgegeben zu haben. Vielleicht bin ich wirklich nur ein Pranajunkie, der sich an der Energie der Praxis berauscht und diese Kraft und die damit verbundene Ruhe nicht mehr missen mag.

Phasenweise bin ich immer noch verliebt in diese Praxis, und wie jede andere nennenswerte Verliebtheit hilft auch diese, Grenzen einzureißen. Und führt somit zu Kontakt.

Kim und ich mailen regelmäßig, er ist ein erfolgreicher Dubstep-Produzent, doch er möchte nicht, dass ich hier seinen Künstlernamen erwähne. Seine Yogapraxis beschränkt sich darauf, dass er morgens eine Viertelstunde auf dem Kopf steht. Es scheint ihm gut zu gehen, bis auf ein leises Bedauern, Yoga unterrichtet zu haben.

Was hatte ich den Leuten schon zu erzählen, schreibt er, *was kann man jemand schon beibringen außer ein wenig Anatomie und wie man Verletzungen und Verschleiß vermeidet?*

Was kann ein Buch schon bieten außer den Möglichkeiten, sich selbst zu finden oder zu verlieren? Und bietet Yoga nicht das Gleiche? Weder das eine noch das andere machte einen besseren oder gar wertvolleren Menschen aus einem. Es geht nicht um Überlegenheit. Oder Unterlegenheit. Es geht um Eins. Dort ist alles gleich. Die meisten Menschen ahnen, dass es dieses Eine geben muss. Das, bei dem alle Techniken und Worte versagen.

Verwendete Literatur

In verschiedenen Ausgaben und Übersetzungen:
Patanjalis Yogasutra
Bhagavad Gita
Hatha-Yoga-Pradipika
Gheranda Samhita

André Brink: Kupidos Chronik, Berlin, 2008
Paul Broks: Ich denke, also bin ich tot, München, 2004
Paul Brunton: Von Yogis, Magiern und Fakiren, München, 1974
Charles Bukowski: Das Liebesleben der Hyäne, Köln, 1986
Leonard Cohen: Schöne Verlierer, Reinbek bei Hamburg, 1983
Thomas de Quincey: Bekenntnisse eines englischen Opiumessers, Frankfurt/Main, 2009
T. K. V. Desikachar: Über Freiheit und Meditation, Fulda, 2006
Guy Donahaye und Eddie Stern: Guruji, New York, 2010
Mircea Eliade: Yoga, Frankfurt/Main, 1985
Mircea Eliade: Der Yoga des Patanjali, Freiburg im Breisgau, 1999
Jörg Fauser: Rohstoff, Hamburg, 1994
John Gray: Von Menschen und anderen Tieren, Stuttgart, 2010
Peter Høeg: Der Plan von der Abschaffung des Dunkels, München, Wien, 1995
B. K. S. Iyengar: Licht auf Yoga, Frankfurt/Main, 1993
Ernst Jünger: Annäherungen, Stuttgart, 1978

Tom Liwa: Songs, Innsbruck, 2003
Jed McKenna: Verflixte Erleuchtung: Als Schmetterling unter Raupen, Winterthur, 2004
Thomas Metzinger: Der Ego-Tunnel, Berlin, 2010
Henry Miller: Sexus, Reinbek bei Hamburg, 1980
Henry Miller: Meine Jugend hat spät begonnen, Reinbek bei Hamburg, 1985
Yukio Mishima: Geständnisse einer Maske, Reinbek bei Hamburg, 1985
Pankaj Mishra: Unterwegs zum Buddha, München, 2005
Satyam Nadeen: Von der Zwiebel zur Perle, Bielefeld, 2006
Tony Parsons: Das ist es, Bielefeld, 2005
Akif Pirinçci: Tränen sind immer das Ende, München, 1980
Baba Rampuri: Unterwegs zu den Wurzeln yogischen Wissens, München, 2008
Mark Singleton: Yoga Body, Oxford, 2010
Suzan Segal: Kollision mit der Unendlichkeit, Reinbek bei Hamburg, 1997
Lama Surya Das: Tibetan Dream Yoga, Louisville, Colorado, 2000
Richard Sylvester: Das Buch Niemand, München, 2009
Mutter Teresa: Komm, sei mein Licht, München, 2007
Henry David Thoreau: Walden, Oxford, 2008
Janwillem van de Wetering: Der leere Spiegel, Reinbek bei Hamburg, 1998
Tom Wolfe: Hooking up, München, 2001

Dank an diese Menschen, ohne die es dieses Buch so nicht geben würde:
Inge Ananda Taschen, Gert Manohara Wahl, Robin Ramdas Kim Hoque, David Pushava Densow, Ingrid Schulte Kellinghaus, Rolf Naujokat, Iris Hamelberg, Claudia Schröder, Maria Steenpass, Ralf Gerhardi, Christian Asmussen, Lutz Freise, Markus Martinovic, Tim Wasser. Dank an Shriman T. Krishnamacharya und Shri K. Pattabhi Jois.

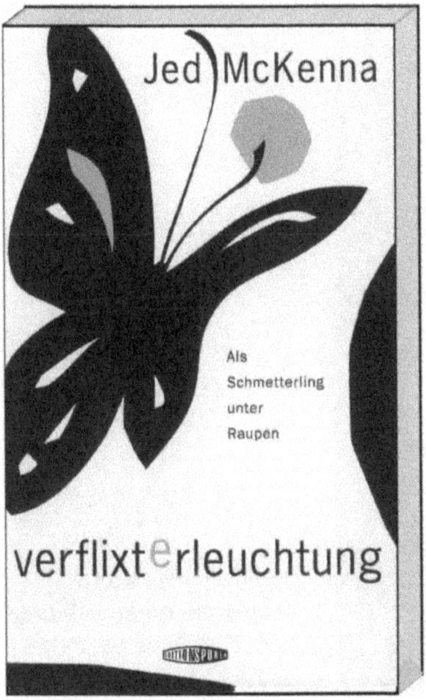

Jed McKenna:
Verflixte Erleuchtung
geb, 291 Seiten, Euro 22.–
Edition Spuren

Als Schmetterling unter Raupen

Erleuchtung - kein anderer Begriff zieht spirituell Suchende so sehr in seinen Bann wie dieser. Wenn Jed McKenna davon spricht, so tut er es aus eigener Erfahrung. In seinem Landhaus tief in der amerikanischen Provinz lebt er als Schmetterling unter Raupen. Gibt es einen Weg, der aus dem Schlafen ins Erwachen, aus der Verwirrung in die Klarheit führt?
Jeds Dialoge mit Schülern kreisen um diese Frage, und dabei wird bald einmal klar: Es ist ganz anders. Erhellende, kompromisslose, befreiende Gespräche um das Leben in Wahrheit. Ein Buch wie ein Paukenschlag, und darüber hinaus ein geistreiches, köstliches Lesevergnügen.

«Jed McKennas Beschreibung vom Leben nach der Erleuchtung trifft so sehr zu, dass 99,9% seiner Leser wohl nicht merken werden, wie tiefgründig und wahr diese Beschreibung ist.»
Satyam Nadeen (Von der Zwiebel zur Perle)

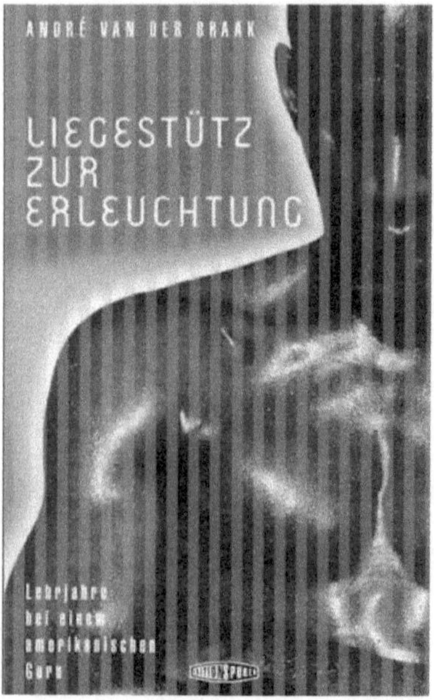

André van der Braak
Liegestütz zur Erleuchtung
kart. 236 Seiten, Euro 19.–
Edition Spuren

Lehrjahre bei einem amerikanischen Guru

Er kam aus Asien und brachte das Feuer der Erleuchtung. Andrew Cohen hatte in Indien ein tiefes Erweckungerlebnis gehabt. Als er im Westen davon sprach, strömten ihm die Sucher in Scharen zu. Der junge Holländer André van der Braak liess eine Karriere als Informatiker sausen und schloss sich Cohens «spiritueller Revolution» an.
Doch als der große Durchbruch auf sich warten liess, wurde die Gangart härter. Mit heroischer Disziplin, Gruppenmarathons und Einzelretreats hatte man zu beweisen, wie ernst es einem mit der Erleuchtung war. Die fröhliche Gemeinschaft mutierte zum eingeschworenen Kult um einen zunehmend autoritären Führer.
Dieser Rückblick auf elf Jahre Schülerschaft zeigt die Wirklichkeit hinter dem smarten Lächeln eines charismatischen Saubermanns. Dieses Buch führt vor Augen, was hinter Ken Wilbers zweifelhaftem Lob steht, Andrew Cohen sei «kein netter Junge, sondern ein grober Bursche».
Mehr zu diesen Büchern: www.spuren.ch